OPERATION PROCESS AND
GRADING CRITERIA
OF NURSING SKILLS

护理技能
操作流程与评分标准

主　编　徐琴鸿　刘丽萍

宁波出版社
NINGBO PUBLISHING HOUSE

《护理技能操作流程与评分标准》编委会

顾　　问　阮列敏

主　　编　徐琴鸿　刘丽萍

副 主 编　袁赛霞　谢浩芬　陈　洁

编　　委（按姓氏笔画排序）

王　叶　　王卫红　　王红幸　　叶智学　　乐惠玲

华旭芬　　孙霞飞　　李益萍　　余爱萍　　张　洁

陈虞君　　林郁清　　林菡群　　金占萍　　金芳芳

郑佩君　　赵　敏　　姚　瑶　　蔡泽君　　蔡海娜

插　　图　杨鹏飞　李知璇

·序　言·

1913 年，月湖畔，宁波市第一医院前身落地。

经过 106 年的风吹雨打，宁波市第一医院日益壮大，它承载着每一代一院人的光荣与梦想，也镌刻在每个甬城人的记忆中，时至今日依旧风华正茂。

在新时代健康中国春风的沐浴之下，第一医院发展进入了前所未有的快车道。2008 年，我担任第一医院新一任院长，作为医院成长的亲历者与参与者，回望第一医院的来时路，能看到它一连串坚实有力的脚印。无论是学科建设还是人才培养，无论是服务基层还是精准扶贫，一院走过的每一步都坚定而有力。这步伐里凝聚着所有一院人的精诚和热血，浇筑起医院的康庄大道，也使一院逐渐成为医院工作者向往的事业舞台。

第一医院的众多学科屡获殊荣，大量人才不断涌现。其中，护理学科更是独树一帜。一院的护理学科是宁波市医学重点扶植学科，也是宁波市护理质控中心挂靠单位、同济大学医学院护理专业实践基地、心血管病护理及技术培训基地以及国家级职业教育实训基地分中心。一院的优质护理服务工作获得了"全国首批优质护理示范病房""全国优质护理服务先进病房"等多个荣誉，护理科研、护理实践案例多次在各类竞赛中斩获殊荣。

我们深知，护理工作是医疗工作的重要组成部分。在当今竞争日趋激烈的医疗市场中，护理质量的好坏直接关系到临床医疗水平的高低。随着医疗技术的飞速发展，广大群众对医疗卫生服务的需求不断提高，这对医疗卫生管理工作和临床护理工作提出了更高要求。因此，提高我们护理队伍的整体素质、规范各级医疗机构护理人员的执业行为，势在必行。

《护理技能操作流程与评分标准》的编写与出版，旨在对临床护理人员的护理技术操作行为提出具体要求，使治疗、护理做到科学化、规范化、标准化，使护理人员的临床护理工作有章可循、有据可依。此举有利于提高护理人员的综合素质，有利于提高医疗质量，更有利于加强对医疗卫生工作的管理。

　　本书是由宁波市第一医院的护理专家们依照临床实践工作经验及循证依据编写而成，书中操作的重点、难点、注意点是我们根据临床护理工作中存在的一些短板和缺陷归纳汇总而成的，供护理人员引以为戒，树立风险防范意识。同时，标准化的技能操作流程是指导护理人员操作行为的航标灯，相信这本行之有效且具有可操作性的护理技术指南能够为护理人员解决临床护理工作中的困惑，提供护理新思路，开阔护理新视野，切切实实提高护理人员的护理质量。

　　党的十九大报告指出："人民健康是民族昌盛和国家富强的重要标志。"这体现了我们党对人民健康重要价值和作用的认识达到新高度。实施健康中国战略，增进人民健康福祉，事关人的全面发展、社会全面进步，事关"两个一百年"奋斗目标的实现。希望广大医务工作者始终向善而生，秉持大医精诚的理念，切实解决患者的身心疾苦，坚守医务人员的社会责任与担当，筑立卫戍人民健康的牢固屏障。

宁波市第一医院院长　阮列敏

2019 年 4 月 20 日

· 前　言 ·

护理学是一门综合性的临床学科，包括护理理论与护理操作两大范畴，其中护理操作是护理实践中的重要内容，是提高护理品质的根本。

从 2008 年起，我在国内各省市诸多大型医院进行医院管理培训和讲座时，发现各大医院存在很多共性问题，比如护理操作缺乏规范管理、可操作性差、与实际护理工作脱节、内容陈旧、缺乏同质化和科学的考核评价体系等。面对这一现状，我时常思考，如何使护理操作规范化、精细化，更具实践性。基于此，我在培训期间认真听取了学员的意见与建议，查阅了众多文献以及护理操作指导用书，并将各家医院的先进理念、护理经验进行提炼和总结，优化了护理操作流程，以求同质化、有创新性、可操作，全面提升护理质量与管理品质，为患者提供更好的服务，保障医疗质量与安全。

随着医疗卫生技术的不断发展，临床护理实践在不断更新与改进，新的护理操作技术也逐渐在临床中得到应用。同时，传统的护理操作技术也由于护理需求等原因，发生了很大的变化。本着"去陈取新、去粗取精、来自临床、贴近临床、指导临床"的原则，与宁波市第一医院的护理专家们合力编写了《护理技能操作流程与评分标准》。

全书共分 9 章，含常用护理技能操作 58 项，每项操作采用主轴线形式按照流程进行展开，由模块、关键词、释义和注意点构成，重要部分采用彩色标注，在便于学员阅读、理解、记忆和掌握的同时，也便于教师进行技能培训与考核。评分标准分普通指标、核心指标和重要指标三类，考核结果分成 A、B、C、D 四个等级。本书在编写前进行了临床实践验证，根据临床实践结果罗列出操作重点、难点，并将其作为重要指标和核心指标，采用特殊符号突出标记，强化关注点和识别度。该评分标准是目前行之有效且操作简洁的护理操作技能评价体系，值得推广和借鉴。与以往的护理操作书籍相比，本书的主要变化是增加了新的操作技术和临床应用广泛但缺乏具体的操作规范与评分标准的护理操作项目，如心电监护仪使用、口咽通气管使用、肠内营养输注泵使用、造口护理、经外周置管的中心静脉导管（PICC）维护、快速血糖监测、胰岛素笔注射、输液泵使用、耳温仪测量等，并结合临床对传统的护理操作技能进行修正，融入了注意点，为护理操作提供了操作流程的理论依据，保证了护理工作的质量与安全。

希望本书能够给广大护理同人们带来新的启迪，协助护理管理者增强培训效果，提高临床护士的实践能力。

本书在编写的过程中得到许多专家学者的指导和帮助，在此表示诚挚的谢意。由于学术水平以及客观条件的限制，书中所涉及的内容难免有疏漏与不够严谨之处，希望读者和专家能够积极批评指正，以待进一步修改。

刘丽萍于上海

2019 年 3 月 10 日

· 目 录 ·

第七章   舒适与安全管理技术   129

第八章   生命体征监测技术   159

第九章   其他技术   169

第一章

急救技术

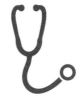

院内双人心肺复苏操作流程与评分标准

· 院内双人心肺复苏操作流程 ·

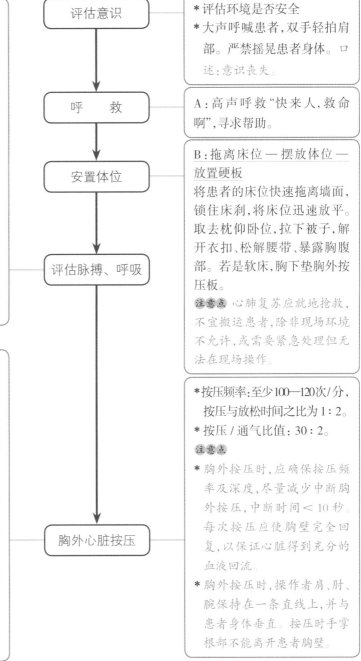

A：评估脉搏、呼吸
评估操作者同侧的颈动脉，用食指和中指指尖触及患者气管正中部（相当于喉结的部位），然后旁开两指至胸锁乳突肌前缘凹陷处。同时观察胸廓起伏，评估时间<10秒。若无颈动脉搏动，立即进行胸外按压操作。
口述：颈动脉搏动消失，无呼吸，看抢救开始时间。
B：抢救物品准备
* 推抢救车至床旁，除颤仪准备到位。
* 快速检测呼吸球囊安全性能（呼出活瓣、呼吸球囊、加压面罩、压力阀）。

A：按压部位—按压方法—按压深度—按压频率—按压/通气比值
* 按压部位：胸骨中、下1/3交界处，通常位于两乳头连线的中点处（成人）。
* 按压方法：一手掌根部放于按压部位，另一手平行重叠于此手背上，手指并拢，仅以掌根部接触按压部位，双臂位于患者胸骨的正上方，双肘关节伸直，利用上身重量垂直下压。
* 按压深度：成人5—6厘米（即不少于5厘米，也不超过6厘米）。

评估意识

* 评估环境是否安全
* 大声呼喊患者，双手轻拍肩部。严禁摇晃患者身体。口述：意识丧失。

呼　救

A：高声呼救"快来人，救命啊"，寻求帮助。

安置体位

B：拖离床位—摆放体位—放置硬板
将患者的床位快速拖离墙面，锁住床刹，将床位迅速放平。取去枕仰卧位，拉下被子，解开衣扣、松解腰带、暴露胸腹部。若是软床，胸下垫胸外按压板。
注意点 心肺复苏应就地抢救，不宜搬运患者，除非现场环境不允许，或需要紧急处理但无法在现场操作。

评估脉搏、呼吸

胸外心脏按压

* 按压频率：至少100—120次/分，按压与放松时间之比为1：2。
* 按压/通气比值：30：2。
注意点
* 胸外按压时，应确保按压频率及深度，尽量减少中断胸外按压，中断时间<10秒。每次按压应使胸壁完全回复，以保证心脏得到充分的血液回流。
* 胸外按压时，操作者肩、肘、腕保持在一条直线上，并与患者身体垂直。按压时手掌根部不能离开患者胸壁。

B:连接氧气管道—球囊正确使用—挤压频率

* 连接氧气管道:将氧流量调至 10 升 / 分以上,使储氧袋充盈,保持最大的存储状态。
* 球囊使用方法:将加压面罩罩住患者口鼻部,左手的中指、无名指和小指放于患者的下颌部,把下颌往上提,保持气道通畅,然后将食指、拇指放于面罩上(呈 E—C 手法),按紧面罩不漏气,右手挤压球囊。
* 挤压频率:无自主呼吸者给予 10—12 次 / 分;有自主呼吸者尽量在患者吸气时挤压球囊,吸气相用时超过 1 秒。

注意点

* 挤压球囊应用力匀称,潮气量多为 500—600 毫升 / 次(单手挤压球囊,1 升球囊挤压 1/2—2/3,2 升球囊挤压 1/3)。待球囊重新膨起后开始下一次挤压。
* 取平卧位,头部尽量后仰,保持气道通畅。挤压呼吸球囊时,避免患者通气过度,引起腹部膨隆。

B:清理呼吸道—开放气道

* 清理呼吸道:站于床头,位于患者头顶方,快速取下床头板。打开口腔,去除活动性义齿,检查有无异物,必要时清理异物、分泌物,置入口咽通气管。
* 开放气道的两种方法

  1. 仰头—提颏法:通常使用此方法。左手掌放于患者前额,用力向后压,使其头部后仰,右手的食指和中指放于下颌骨下方,将颏部向前上抬起。
  2. 双下颌—上提法:若怀疑颈椎损伤,应使用此方法。将双肘放于患者头部两侧,双手食指、中指、无名指放在患者的下颌角,不能抬颈(限专业人员操作)。

A:5 个循环或 2 分钟后评估(未复苏成功,A、B 护士交换位置,时间 < 5 秒)

* 评估脉搏。
* 评估呼吸。
* 评估意识。
* 查看瞳孔及末梢循环。

口述:大动脉搏动、呼吸恢复。看复苏成功时间。

心肺复苏的有效指征

* 能扪及大动脉(股、颈动脉)搏动,自主呼吸恢复,上肢收缩压在 8kPa(60 毫米汞柱)以上。
* 口唇、面色、甲床等颜色由发绀转为红润。
* 室颤波由细小变为粗大,甚至恢复窦性心律。
* 瞳孔随之缩小,有时可有对光反射。
* 昏迷变浅,出现反射或挣扎。

记录抢救过程。

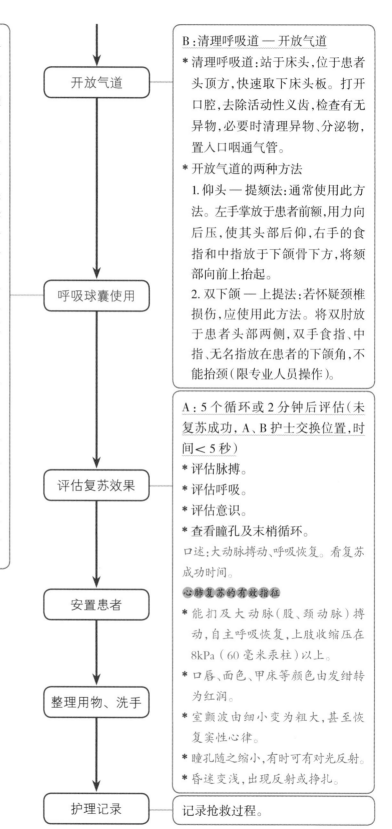

流程图:开放气道 → 呼吸球囊使用 → 评估复苏效果 → 安置患者 → 整理用物、洗手 → 护理记录

·院内双人心肺复苏操作评分标准·

项	目	操作要求	评分等级及分值				得分	存在问题
			A	B	C	D		
操作前	目的	通过实施基础生命支持技术,促使患者的循环、呼吸功能尽快恢复	5	4	3	2—0		
操作过程	评估意识	评估环境是否安全。大声呼喊患者,双手轻拍肩部。严禁摇晃患者身体。口述:意识丧失	3	2	1	0		
	呼救	A:高声呼喊"快来人,救命啊",寻求帮助	3	2	1	0		
	安置体位	B:将患者的床位快速拖离墙面,锁住床刹,将床位迅速放平。取去枕仰卧位,拉下被子,解开衣扣、松解腰带、暴露胸腹部。若是软床,胸下垫胸外按压板	3	2	1	0		
	评估脉搏、呼吸	A:评估脉搏、呼吸:评估操作者同侧的颈动脉,用食指和中指指尖触及患者气管正中部(相当于喉结的部位),然后旁开两指至胸锁乳突肌前缘凹陷处。同时观察胸廓起伏,评估时间 <10秒。若无颈动脉搏动,立即进行胸外按压操作。口述:颈动脉搏动消失,无呼吸。看抢救开始时间	3	2	1	0		
		B:抢救物品准备:推抢救车至床旁,除颤仪准备到位。快速检测呼吸球囊安全性能(呼出活瓣、呼吸球囊、加压面罩、压力阀)	5	4	3	2—0		
	胸外心脏按压	A:按压部位:胸骨中、下 1/3 交界处,通常位于两乳头连线的中点处(成人)★	10	9—6	5	4—0		
		A:按压方法:一手掌根部放于按压部位,另一手平行重叠于此手背上,手指并拢,仅以掌根部接触按压部位,双臂位于患者胸骨的正上方,双肘关节伸直,利用上身重量垂直下压★	10	9—6	5	4—0		
		A:按压深度:成人 5—6 厘米(即不少于 5 厘米,也不超过 6 厘米)★	10	9—6	5	4—0		
		A:按压频率:至少 100—120 次 / 分,按压与放松时间之比为 1∶2 ▲	8	7—5	4	3—0		
		A:按压 / 通气比值:30∶2 ▲	8	7—5	4	3—0		
	开放气道	B:清理呼吸道:站于床头,位于患者头顶方,快速取下床头板。打开口腔,去除活动性义齿,检查有无异物,必要时清理异物、分泌物,置入口咽通气管	3	2	1	0		
		开放气道的两种方法:1. 仰头 — 提颏法:通常使用此方法。左手掌放于患者前额,用力向后压,使其头部后仰,右手的食指和中指放于下颌骨下方,将颏部向前上抬起。2. 双下颌 — 上提法:若怀疑颈椎损伤,应使用此方法。将双肘放于患者头部两侧,双手食指、中指、无名指放在患者的下颌角,不能抬颈(限专业人员操作)★	10	9—6	5	4—0		
	呼吸球囊使用	B:连接氧气管道:将氧流量调至 10 升 / 分以上,使储氧袋充盈,保持最大的存储状态	3	2	1	0		
		B:球囊使用方法:将加压面罩住患者口鼻部,左手的中指、无名指和小指放于患者的下颌部,把下颌往上提,保持气道通畅,然后将食指、拇指放于面罩上(呈 E—C 手法),按紧面罩不漏气,右手挤压球囊★	10	9—6	5	4—0		
		(注意点)1 升球囊挤压 1/2—2/3,2 升球囊挤压 1/3	3	2	1	0		
		B:挤压频率:无自主呼吸者给予 10—12 次 / 分;有自主呼吸者尽量在患者吸气时挤压球囊,吸气相用时超过 1 秒▲	8	7—5	4	3—0		
	评估复苏效果	A:5 个循环或 2 分钟后评估(未复苏成功,A、B 护士交换位置,时间 < 5 秒):评估脉搏、呼吸、意识,查看瞳孔及末梢循环。口述:大动脉搏动、呼吸恢复。看复苏成功时间	3	2	1	0		
	安置患者	舒适体位、保暖	3	2	1	0		
操作后	质量评价	操作准确、熟练	5	4	3	2—0		
		注意事项提问,回答正确	5	4	3	2—0		

备注说明 "★"项为核心指标,"▲"项为重要指标,其余项均为普通指标。考核结果 = 实际得分 / 应得总分 ×100%。

02 非同步心脏电除颤操作流程与评分标准

· 非同步心脏电除颤操作流程 ·

* 评估1：患者年龄、目前诊断、意识状态及治疗情况。
* 评估2：心电图示波有无室颤或无脉性室速。

评估要点

* 除颤仪、导电糊、抢救车（包括气管插管用物及其他抢救物品）、快速手消毒液。治疗车下层备医用垃圾桶、生活垃圾桶。
* 检查用物质量及有效期。

用物准备

选择 Paddle 导联：便于快速查看心电图，确认室颤或无脉性室速。

开启除颤仪

除颤仪到位之前，应先施行单人心肺复苏操作。

涂抹导电糊

导电糊以 "C" 形分别涂抹在 2 个电极板面上。

注意点 切勿将两电极板相对涂抹导电糊。

* 成人
  单相波：360J。
  双相波：方形去极波 150—200J，直线波 120J。若不能确定者选 200J。
* 儿童
  首次选择 2J/kg，后续电击的能量为 4J/kg，可考虑更高能量，但不能超过 10J/kg 或成人的最大能量。

选择能量

放置部位：将 STERNUM 放置于患者右锁骨下方，APEX 放置于患者左乳头左下方（见图 1）。

注意点
* 用电极板与胸壁均匀涂抹导电糊。
* 若患者有植入性起搏器，应避开起搏器部位至少 10 厘米。
* 切勿将电极板直接放在治疗性贴片、电极片及导联线的上方。
* 若患者大量出汗，应在除颤前迅速将患者胸部擦干。胸部若有较长胸毛，应将其快速剔除。

放置电极板

按充电按钮，除颤仪将自动充电，并在显示屏上显示所选择的能量。

充　电

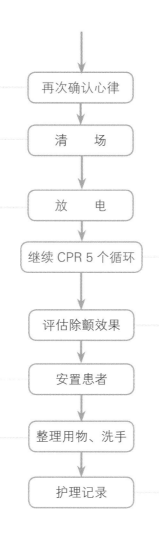

观察心电图示波:再次确认患者处于心脏除颤的指征状态。 → 再次确认心律

高喊"清场",并环看四周,确保无人接触床边。 → 清 场

电极板紧贴胸部皮肤(施加大约10公斤的压力),电极板上的指示器显示为绿色,双手同时按放电键。 → 放 电

继续CPR 5个循环 ← 使胸外按压到电除颤和电除颤后到继续按压的间隔时间最短化。

评估除颤效果 ← 观察心电图示波:若患者心律仍为室颤或无脉性室速,可考虑使用药物或者再次除颤。

擦净患者胸部的导电糊,检查胸部皮肤有无灼伤等。 → 安置患者

擦净电极板面上的导电糊,然后将除颤仪充电备用。 → 整理用物、洗手

护理记录 ← ＊记录抢救过程。
＊除颤时间、能量、次数及患者的反应。

＊ 附图

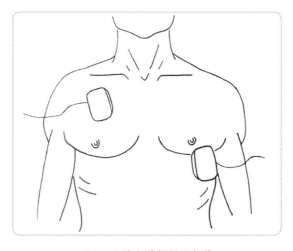

图1 心脏电除颤放置部位

·非同步心脏电除颤操作评分标准·

项 目		操作要求	评分等级及分值				得分	存在问题
			A	B	C	D		
操作前	目的	纠正患者心律失常	5	4	3	2—0		
	评估要点	评估1：患者年龄、目前诊断、意识状态及治疗情况	5	4	3	2—0		
		评估2：心电图示波有无室颤或无脉性室速	3	2	1	0		
	用物准备	备齐用物，放置合理	3	2	1	0		
		检查用物质量及有效期	5	4	3	2—0		
操作过程	开启除颤仪	除颤仪到位之前，应先施行单人心肺复苏操作	3	2	1	0		
		选择Paddle导联：便于快速查看心电图，确认室颤或无脉性室速	3	2	1	0		
	涂抹导电糊	导电糊以"C"形分别涂抹在2个电极板面上	3	2	1	0		
		（注意点）切勿将两电极板相对涂抹导电糊	3	2	1	0		
	选择能量	成人：单相波：360J。双相波：方形去极波150—200J，直线波120J。若不能确定者选200J▲	8	7—5	4	3—0		
		儿童：首次选择2J/kg，后续电击的能量为4J/kg，可考虑更高能量，但不能超过10J/kg或成人的最大能量▲	8	7—5	4	3—0		
	放置电极板	放置部位：将STERNUM放置于患者右锁骨下方，APEX放置于患者左乳头左下方★	10	9—6	5	4—0		
		（注意点）用电极板与胸壁均匀涂抹导电糊	3	2	1	0		
		（注意点）若患者有植入性起搏器，应避开起搏器部位至少10厘米	3	2	1	0		
		（注意点）切勿将电极板直接放在治疗性贴片、电极片及导联线的上方	3	2	1	0		
		（注意点）若患者大量出汗，应在除颤前迅速将患者胸部擦干。胸部若有较长胸毛，应将其快速剃除	3	2	1	0		
	充电	按充电按钮，除颤仪将自动充电，并在显示屏上显示所选择的能量	3	2	1	0		
	再次确认心律	观察心电图示波：再次确认患者处于心脏除颤的指征状态▲	8	7—5	4	3—0		
	清场	高喊"清场"，并环看四周，确保无人接触床边	3	2	1	0		
	放电	电极板紧贴胸部皮肤（施加大约10公斤的压力），电极板上的指示器显示为绿色，双手同时按放电键▲	8	7—5	4	3—0		
	继续CPR5个循环	使胸外按压到电除颤和电除颤后到继续按压的间隔时间最短化▲	8	7—5	4	3—0		
	评估除颤效果	观察心电图示波：若患者心律仍为室颤或无脉性室速，可考虑使用药物或者再次除颤	3	2	1	0		
	安置患者	擦净患者胸部的导电糊，检查胸部皮肤有无灼伤等。舒适体位、保暖	3	2	1	0		
操作后	质量评价	操作准确、熟练	5	4	3	2—0		
		注意事项提问，回答正确	5	4	3	2—0		

备注说明 "★"项为核心指标，"▲"项为重要指标，其余项均为普通指标。考核结果＝实际得分／应得总分×100%。

03 呼吸球囊使用操作流程与评分标准

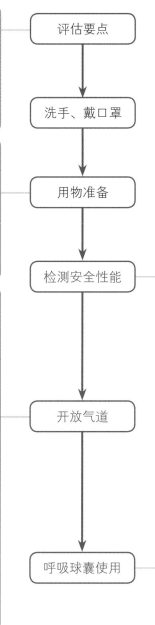

* 评估 1:患者是否无效或低效呼吸。
* 评估 2:患者是否呼吸暂停。
* 评估 3:患者是否发绀。
* 评估 4:患者是否面部创伤、饱腹、存在误吸风险及颈椎骨折。

评估要点

* 中心供氧装置、呼吸球囊、加压面罩、储氧袋、氧气连接管、中心吸引装置、听诊器(必要时)、快速手消毒液。治疗车下层备医用垃圾桶、生活垃圾桶。
* 检查用物质量及有效期。

洗手、戴口罩

清理呼吸道 — 开放气道
* 清理呼吸道:站于床头,位于患者头顶方,快速取下床头板。打开口腔,去除活动性义齿,检查有无异物,必要时清理异物、分泌物,置入口咽通气管。
* 开放气道的两种方法
1. 仰头 — 提颏法:通常使用此方法。左手掌放于患者前额,用力向后压使其头部后仰,右手的食指和中指放于下颌骨下方,将颏部向前上抬起。
2. 双下颌 — 上提法:若怀疑颈椎损伤,应使用此方法。将双肘放于患者头部两侧,双手食指、中指、无名指放在患者的下颌角,不能抬颈(限专业人员操作)。

用物准备

检测安全性能

检测顺序:呼出活瓣 — 呼吸球囊 — 加压面罩 — 压力阀
* 呼出活瓣:检测瓣膜完整性、弹性、密闭性。
* 呼吸球囊:检测弹性,进气阀完好性。
* 加压面罩:检测充盈度,约 2/3。
* 压力阀:打开压力阀的盖子,闭塞患者接口端和压力检测端,挤压球囊时,当压力接近 45 或 60 厘米水柱时,气体则从压力阀泄露,避免气道压力过高。适用于婴儿及避免气压伤。

开放气道

呼吸球囊使用

连接氧气管道 — 球囊正确使用 — 挤压频率
* 连接氧气管道:将氧流量调至 10 升 / 分以上,使储氧袋充盈,保持最大的存储状态。
* 球囊使用方法:将加压面罩罩住患者口鼻部,左手的中指、无名指和小指放于患者的下颌部,把下颌往上提,保持气道通畅,然后将食指、拇指放于面罩上(呈 E—C 手法),按紧面罩不漏气,右手挤压球囊。
* 挤压频率:无自主呼吸者给予 10—12 次 / 分;有自主呼吸者尽量在患者吸气时挤压球囊,吸气相用时超过 1 秒。
* 若双人操作:一人按压面罩并同时保持气道通畅,另一人双手挤压球囊。

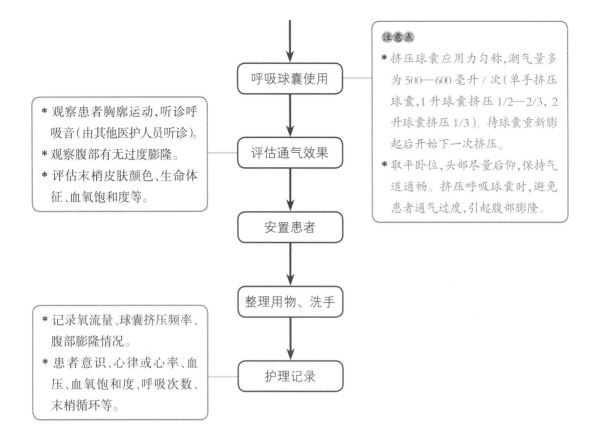

* **附图**

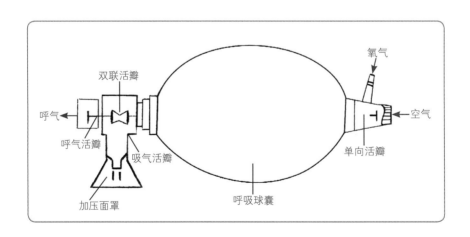

图2 呼吸球囊的结构示意图

· 呼吸球囊使用操作评分标准 ·

项　目		操作要求	评分等级及分值				得分	存在问题
			A	B	C	D		
操作前	目的	维持和增加机体通气量。纠正威胁生命的低氧血症	5	4	3	2—0		
	评估要点	评估 1：患者是否无效或低效呼吸	5	4	3	2—0		
		评估 2：患者是否呼吸暂停	3	2	1	0		
		评估 3：患者是否发绀	3	2	1	0		
		评估 4：患者是否面部创伤、饱腹、存在误吸风险及颈椎骨折	3	2	1	0		
	护士准备	规范洗手，戴好口罩	3	2	1	0		
	用物准备	备齐用物，放置合理	3	2	1	0		
		检查用物质量及有效期	5	4	3	2—0		
操作过程	检测安全性能	呼出活瓣：检测瓣膜完整性、弹性、密闭性；呼吸球囊：检测弹性，进气阀完好性；加压面罩：检测充盈度，约 2/3；压力阀：打开压力阀的盖子，闭塞患者接口端和压力检测端，挤压球囊时，当压力接近 45 或 60 厘米水柱时，气体则从压力阀泄露，避免气道压力过高。适用于婴儿及避免气压伤▲	8	7—5	4	3—0		
	开放气道	清理呼吸道：站于床头，位于患者头顶方，快速取下床头板。打开口腔，去除活动性义齿，检查有无异物，必要时清理异物、分泌物，置入口咽通气管	3	2	1	0		
		开放气道的两种方法：1. 仰头 — 提颏法：通常使用此方法。左手掌放于患者前额，用力向后压使其头部后仰，右手的食指和中指放于下颌骨下方，将颏部向前上抬起。2. 双下颌 — 上提法：若怀疑颈椎损伤，应使用此方法。将双肘放于患者头部两侧，双手食指、中指、无名指放在患者的下颌角方，不能抬颈（限专业人员操作）★	10	9—6	5	4—0		
	呼吸球囊使用	连接氧气管道：将氧流量调至 10 升 / 分以上，使储氧袋充盈，保持最大的存储状态	3	2	1	0		
		球囊使用方法：将加压面罩罩住患者口鼻部，左手的中指、无名指和小指放于患者的下颌部，把下颌往上提，保持气道通畅，然后将食指、拇指于面罩上（呈 E—C 手法），按紧面罩不漏气，右手挤压球囊★	10	9—6	5	4—0		
		（注意点）1 升球囊挤压 1/2—2/3，2 升球囊挤压 1/3	3	2	1	0		
		挤压频率：无自主呼吸者给予 10—12 次 / 分；有自主呼吸者尽量在患者吸气时挤压球囊，吸气相用时超过 1 秒▲	8	7—5	4	3—0		
		若双人操作：一人按压面罩同时保持气道通畅，另一人双手挤压球囊	3	2	1	0		
	评估通气效果	观察患者胸廓运动，听诊呼吸音（由其他医护人员听诊）。观察腹部有无过度膨隆。评估末梢皮肤颜色、生命体征、血氧饱和度等	3	2	1	0		
	安置患者	舒适体位、保暖	3	2	1	0		
操作后	质量评价	操作准确、熟练	5	4	3	2—0		
		注意事项提问，回答正确	5	4	3	2—0		

备注说明 "★"项为核心指标，"▲"项为重要指标，其余项均为普通指标。考核结果 = 实际得分 / 应得总分 ×100%

04 心电监护仪使用操作流程与评分标准

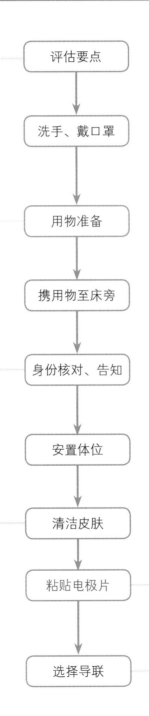

* 评估1:患者病情、目前诊断、意识状态、治疗情况、心理状态及合作程度。
* 评估2:患者局部皮肤情况、周围环境有无电磁波干扰。

评估要点

洗手、戴口罩

* 监护仪、导联线、一次性电极片、合适的袖带(宽度为肢体周长的40%)、快速手消毒液。治疗车下层备医用垃圾桶、生活垃圾桶。
* 检查用物质量及有效期。

用物准备

携用物至床旁

* 患者身份核对:至少使用两种身份识别方法。
* 患者告知:向患者和/或家属告知心电监护仪使用目的及方法,以取得配合。

身份核对、告知

安置体位

用电极片上的备皮纸去除死皮,确保电极片与皮肤表面接触良好。

清洁皮肤

粘贴电极片

选择导联

粘贴电极片的部位(5导联)
* 左上电极:左锁骨中线第二肋间或左上肢连接躯干的部位。
* 右上电极:右锁骨中线第二肋间或右上肢连接躯干的部位。
* 左下电极:左锁骨中线剑突水平处或左髋部。
* 右下电极:右锁骨中线剑突水平处或右髋部。
* 胸部电极:胸骨左缘第四肋间。

粘贴电极片的部位(3导联)
* 左上电极:左锁骨中线第二肋间或左上肢连接躯干的部位。
* 右上电极:右锁骨中线第二肋间或右上肢连接躯干的部位。
* 左下电极:左锁骨中线剑突水平处或左髋部。

注意点
* 将导联线先与电极片连接,然后将电极片粘贴在正确的部位,避开除颤位置。
* 左下和右上的电极片是呼吸的感应电极,若患者以腹式呼吸为主,可将左下的电极片放在左侧腹部起伏最明显处。
* 选择粘贴电极片的皮肤应无破损,若胸部有较长胸毛,应将其剃除。避开伤口、疤痕、中心静脉导管、起搏器的位置。

通常选择Ⅱ导联。
* 5导联:心电监护可查看到Ⅰ、Ⅱ、Ⅲ、AVR、AVF、AVL、V导联心电图。
* 3导联:心电监护可查看到Ⅰ、Ⅱ、Ⅲ导联心电图。

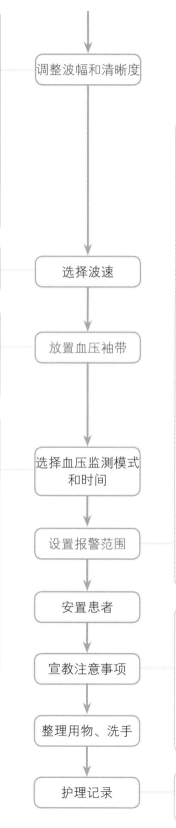

* 调整波形的幅度。
* 调整波形的清晰度。
* FILTER（过滤）：降低因其他设备产生的伪差和干扰。DIAGNOSIS（诊断）：一个未经过滤波的心电图示波，显示最真实的心电图示波。MONITOR（监护）：用于正常监护状态中，可滤除掉可能导致误报警的伪差。

调整波幅和清晰度

* 心电波形速度：25 毫米 / 秒。
* 呼吸波形速度：6.25 毫米 / 秒。

选择波速

露出上臂，按要求对准肱动脉搏动处，将袖带平整缠于上臂，下缘距肘窝 2—3 厘米，松紧度以容纳 1 根手指为宜。

放置血压袖带

* 监测模式：根据需要选择手动、自动和快速测定。
* 监测时间：根据病情，设定监测的间隔时间。

注意点 下列情形可影响监测数据或导致监测时间延长：
* 患者移动、发抖或者痉挛。
* 心律失常，如极快或极慢的心率。
* 血压迅速变化。
* 严重休克或者体温过低。
* 肥胖和水肿患者。

选择血压监测模式和时间

心率报警范围 — 血压报警范围 — 报警音量 — 报警范围调整
* 心率报警范围：按医嘱要求、患者的病情及实际心率上下限的 30% 进行设置。
* 血压报警范围：按医嘱要求、患者的病情及基础血压上下限的 20% 进行设置。休克患者按实际血压上下限的 10% 进行设置。
* 报警音量：应在医护人员的工作范围之内能听到。
* 报警范围调整：每班次应根据病情随时调整，交接设置参数是否合理。

注意点
* 切勿关闭报警声音，除了抢救时才可暂时关闭。
* 报警范围的设定，应是安全范围，而不是正常范围。
* 每日定时回顾 24 小时心电监护情况。

设置报警范围

安置患者

宣教注意事项

* 告知患者和 / 或家属若监护仪报警，请勿惊慌。
* 电极片粘贴可能会造成皮肤过敏现象，若有皮肤发红、发痒，应及时告知医护人员。
* 不能随意取下监测导联线，以免影响病情观察。

整理用物、洗手

护理记录

监测开始的时间、监测数据及病情变化等。

·心电监护仪使用操作评分标准·

项目		操作要求	评分等级及分值				得分	存在问题
			A	B	C	D		
操作前	目的	监测患者心率、血压的变化	5	4	3	2—0		
	评估要点	评估1：患者病情、目前诊断、意识状态、治疗情况、心理状态及合作程度	5	4	3	2—0		
		评估2：患者局部皮肤情况、周围环境有无电磁波干扰	3	2	1	0		
	护士准备	规范洗手，戴好口罩	3	2	1	0		
	用物准备	备齐用物，放置合理	3	2	1	0		
		检查用物质量及有效期	5	4	3	2—0		
操作过程	身份核对、告知	患者身份核对：至少使用两种身份识别方法	5	4	3	2—0		
		患者告知：向患者和/或家属告知心电监护仪使用目的及方法，以取得配合	3	2	1	0		
	安置体位	取合适的体位	3	2	1	0		
	清洁皮肤	用电极片上的备皮纸去除死皮，确保电极片与皮肤表面接触良好	3	2	1	0		
	粘贴电极片	粘贴电极片的部位（5导联）：左上电极：左锁骨中线第二肋间或左上肢连接躯干的部位。右上电极：右锁骨中线第二肋间或右上肢连接躯干的部位。左下电极：左锁骨中线剑突水平处或左髋部。右下电极：右锁骨中线剑突水平处或右髋部。胸部电极：胸骨左缘第四肋间★	10	9—6	5	4—0		
		粘贴电极片的部位（3导联）：左上电极：左锁骨中线第二肋间或左上肢连接躯干的部位。右上电极：右锁骨中线第二肋间或右上肢连接躯干的部位。左下电极：左锁骨中线剑突水平处或左髋部★	10	9—6	5	4—0		
	选择导联	通常选择Ⅱ导联：5导联：心电监护可查看到Ⅰ、Ⅱ、Ⅲ、AVR、AVF、AVL、V导联心电图。Ⅲ导联：心电监护可查看到Ⅰ、Ⅱ、Ⅲ导联心电图	3	2	1	0		
	调整波幅和清晰度	调整波形的幅度与清晰度，去除干扰▲	8	7—5	4	4—0		
	选择波速	心电波形速度：25毫米/秒。呼吸波形速度：6.25毫米/秒	3	2	1	0		
	放置血压袖带	露出上臂，按要求对准肱动脉搏动处，将袖带平整缠于上臂，下缘距肘窝2—3厘米，松紧度以容纳1根手指为宜▲	8	7—5	4	3—0		
	选择血压监测模式和时间	根据需要选择手动、自动和快速测定。根据病情，设定监测的间隔时间	3	2	1	0		
	设置报警范围	心率报警范围：按医嘱要求、患者的病情及实际心率上下限的30%进行设置▲	8	7—5	4	3—0		
		血压报警范围：按医嘱要求、患者的病情及基础血压上下限的20%进行设置。休克患者按实际血压上下限的10%进行设置▲	8	7—5	4	3—0		
		报警音量：应在医护人员的工作范围之内能听到▲	8	7—5	4	3—0		
		报警范围调整：每班次应根据病情随时调整，交接设置参数是否合理▲	8	7—5	4	3—0		
	安置患者	舒适体位、保暖	3	2	1	0		
	宣教注意事项	告知患者和/或家属若监测仪报警，请勿惊慌。电极片粘贴可能会造成皮肤过敏现象，若有皮肤发红、发痒，应及时告知医护人员。不能随意取下监测导联线，以免影响病情观察	3	2	1	0		
操作后	质量评价	操作准确、熟练	5	4	3	2—0		
		注意事项提问，回答正确	5	4	3	2—0		

备注说明 "★"项为核心指标，"▲"项为重要指标，其余项均为普通指标。考核结果＝实际得分/应得总分×100%。

血氧饱和度监测操作流程与评分标准

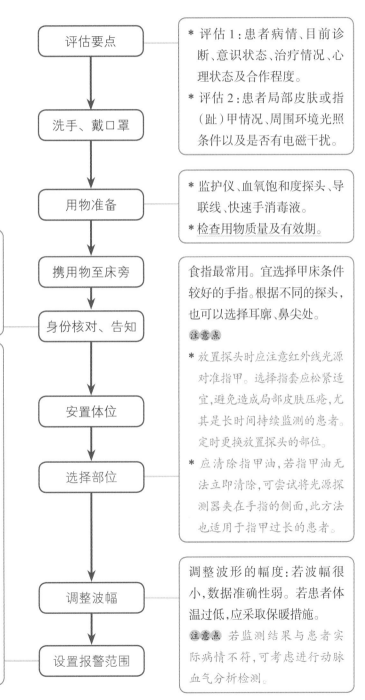

· 血氧饱和度监测操作流程 ·

评估要点
* 评估 1：患者病情、目前诊断、意识状态、治疗情况、心理状态及合作程度。
* 评估 2：患者局部皮肤或指（趾）甲情况、周围环境光照条件以及是否有电磁干扰。

洗手、戴口罩

用物准备
* 监护仪、血氧饱和度探头、导联线、快速手消毒液。
* 检查用物质量及有效期。

携用物至床旁

食指最常用。宜选择甲床条件较好的手指。根据不同的探头，也可以选择耳廓、鼻尖处。
注意点
* 放置探头时应注意红外线光源对准指甲。选择指套应松紧适宜，避免造成局部皮肤压疮，尤其是长时间持续监测的患者。定时更换放置探头的部位。
* 应清除指甲油，若指甲油无法立即清除，可尝试将光源探测器夹在手指的侧面，此方法也适用于指甲过长的患者。

身份核对、告知
* 患者身份核对：至少使用两种身份识别方法。
* 患者告知：向患者和／或家属告知血氧饱和度监测目的及方法，以取得配合。

安置体位

选择部位

调整波幅
调整波形的幅度：若波幅很小，数据准确性弱。若患者体温过低，应采取保暖措施。
注意点 若监测结果与患者实际病情不符，可考虑进行动脉血气分析检测。

设置报警范围
血氧饱和度报警范围 — 报警音量 — 报警范围调整
* 血氧饱和度报警范围：慢性阻塞性肺疾病（COPD）、急性呼吸窘迫综合征（ARDS）患者以及一般肺部感染患者按病情进行设置。
* 报警音量：应在医护人员的工作范围之内能听到。
* 报警范围调整：每班次应根据病情随时调整，交接设置参数是否合理。
注意点
* 切勿关闭报警声音，除了抢救时才可暂时关闭。
* 报警范围的设定，应是安全范围，而不是正常范围。

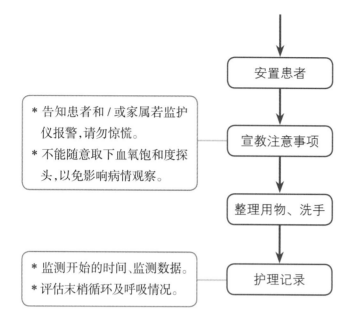

安置患者

* 告知患者和 / 或家属若监护
  仪报警,请勿惊慌。
* 不能随意取下血氧饱和度探
  头,以免影响病情观察。

宣教注意事项

整理用物、洗手

* 监测开始的时间、监测数据。
* 评估末梢循环及呼吸情况。

护理记录

血氧饱和度监测数据误差的原因

* 指甲床条件不良,如灰指甲、
  涂抹指甲油等。
* 患者休克状态、低温、使用血
  管活性药物、贫血等。
* 周围环境光照过强、电磁干扰。
* 传感器的光源处有污渍或血
  迹等污染。

·血氧饱和度监测操作评分标准·

项 目		操作要求	评分等级及分值				得分	存在问题
			A	B	C	D		
操作前	目的	监测患者机体组织缺氧状况	5	4	3	2—0		
	评估要点	评估1：患者病情、目前诊断、意识状态、治疗情况、心理状态及合作程度	5	4	3	2—0		
		评估2：患者局部皮肤或指（趾）甲情况、周围环境光照条件以及是否有电磁干扰	3	2	1	0		
	护士准备	规范洗手，戴好口罩	3	2	1	0		
	用物准备	备齐用物，放置合理	3	2	1	0		
		检查用物质量及有效期	5	4	3	2—0		
操作过程	身份核对、告知	患者身份核对：至少使用两种身份识别方法	5	4	3	2—0		
		患者告知：向患者和/或家属告知血氧饱和度监测目的及方法，以取得配合	3	2	1	0		
	安置体位	取合适的体位	3	2	1	0		
	选择部位	食指最常用。宜选择甲床条件较好的手指。根据不同的探头，也可以选择耳廓、鼻尖处★	10	9—6	5	4—0		
		（注意点）放置探头时应注意红外线光源对准指甲。选择指套应松紧适宜，避免造成局部皮肤压疮，尤其是长时间持续监测的患者。定时更换放置探头的部位	3	2	1	0		
		（注意点）应清除指甲油，若指甲油无法立即清除，可尝试将光源探测器夹在手指的侧面，此方法也适用于指甲过长的患者	3	2	1	0		
	调整波幅	调整波形的幅度：若波幅很小，数据准确性弱。若患者体温过低，应采取保暖措施▲	8	7—5	4	3—0		
	设置报警范围	血氧饱和度报警范围：慢性阻塞性肺疾病（COPD）、急性呼吸窘迫综合征（ARDS）患者以及一般肺部感染患者按病情进行设置▲	8	7—5	4	3—0		
		报警音量：应在医护人员的工作范围之内能听到▲	8	7—5	4	3—0		
		报警范围调整：每班次应根据病情随时调整，交接设置参数是否合理▲	8	7—5	4	3—0		
	安置患者	舒适体位、保暖	3	2	1	0		
	宣教注意事项	告知患者和/或家属若监护仪报警，请勿惊慌。不能随意取下血氧饱和度探头，以免影响病情观察	3	2	1	0		
操作后	质量评价	操作准确、熟练	5	4	3	2—0		
		注意事项提问，回答正确	5	4	3	2—0		

备注说明 "★"项为核心指标，"▲"项为重要指标，其余项均为普通指标。考核结果＝实际得分/应得总分×100%。

06 全自动洗胃机操作流程与评分标准

· 全自动洗胃机操作流程 ·

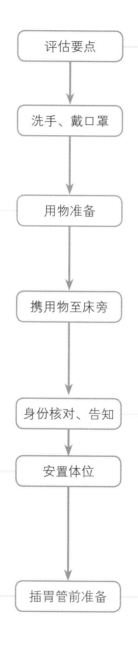

* 治疗盘内备用:一次性胃管、棉签、手套、一次性治疗碗2个(内盛生理盐水和温开水)、弯盘、镊子、纱布2块(其中石蜡油纱布1块)、一次性灌注器、血管钳1把、压舌板、张口器、舌钳、牙垫、布胶、试管、水温计。
* 治疗盘外备用:全自动洗胃机及附件(进水管、出水管、进胃管)、有刻度的清洁桶和污物桶、根据医嘱准备洗胃液(温度25—38摄氏度)、一次性治疗巾、听诊器、快速手消毒液。治疗车下层备医用垃圾桶、生活垃圾桶。
* 检查用物质量及有效期。

清醒患者取半卧位或左侧卧位;昏迷患者取平卧位或左侧卧位,头偏向一侧。

连接管道 — 管道排气
* 连接管道:连接电源,检查仪器性能,将进水管道、出水管道、连接胃管管道放入清洁水桶。
* 管道排气:接通电源,按启动键进行管道排气,然后关闭启动键,将进水管道放入盛有洗胃液的清洁水桶,将出水管道放入污物桶。

评估要点
↓
洗手、戴口罩
↓
用物准备
↓
携用物至床旁
↓
身份核对、告知
↓
安置体位
↓
插胃管前准备

* 评估1:患者病情、目前诊断、意识状态、心理状态以及合作程度。
* 评估2:患者口腔或鼻腔黏膜有无损伤,口腔内有无活动性义齿。

适应证 非腐蚀性毒物中毒,如有机磷农药、安眠药、重金属类、生物碱及食物中毒等。

禁忌证
* 腐蚀性毒物中毒,如强酸、强碱等。
* 伴有下列疾病禁用或慎用:肝硬化伴食管胃底静脉曲张、胸主动脉瘤、严重心脏病、近期内有上消化道出血及胃穿孔、胃癌等。

* 患者身份核对:至少使用两种身份识别方法。
* 患者告知:向患者和/或家属告知洗胃目的及方法,以取得配合。

铺巾 — 取出活动性义齿 — 准备胃管与灌注器 — 测量胃管插入的长度 — 检查胃管通畅性 — 润滑胃管
* 铺巾:颌下铺一次性治疗巾。
* 经鼻腔或口腔插入胃管的患者,插胃管前先取出活动性义齿,再放入牙垫。
* 准备胃管与灌注器:去除外包装,取出一次性胃管与灌注器,放入弯盘内。

连接胃管—洗胃
* 连接胃管:将胃管与洗胃机的进胃管道连接。
* 洗胃:按启动键,先吸后冲,每次灌入液量多为300—500毫升。吸液时灯亮提示在自动吸液,冲液时灯亮提示在自动冲洗,如此自动循环,至洗出液无色无味为止。

注意点
* 若液体出入量不平衡,进液量大于出液量,按不同型号洗胃机的要求进行操作,每按一次"液量平衡键",洗胃机将自动减少一次进液量,增加一次出液量250毫升,此键不可连续使用。
* 注意观察洗出液的性质、颜色、气味及液量,患者的面色、脉搏、呼吸和血压等。

洗胃完毕,在出胃状态末停机时,用血管钳夹闭胃管或用手反折胃管末端,在患者吸气末迅速拔除胃管,去除牙垫。

注意点 对有机磷农药中毒患者,建议留置胃管24小时以上,便于多次反复洗胃。

灌洗液的名称、液量,洗出液的性质、颜色及气味,患者的全身反应。

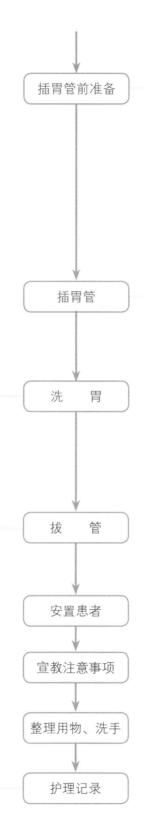

插胃管前准备

插胃管

洗　胃

拔　管

安置患者

宣教注意事项

整理用物、洗手

护理记录

* 测量胃管插入胃内所需的长度:从前额发际至剑突的长度。一般成人为45—55厘米,应根据患者的身高等确定个体化的长度,并作好标记。
* 检查胃管通畅性:用注射器注入少量生理盐水。
* 润滑胃管:戴手套,用石蜡油纱布润滑胃管前端。

插胃管—确定胃管在胃内—固定牙垫与胃管
* 插胃管:胃管从鼻腔或口腔插入胃内,插至咽喉部10—15厘米时,嘱患者做吞咽动作。若患者有恶心、呕吐,暂停插入并嘱患者深呼吸;若发生呛咳、发绀等现象,应立即拔出胃管,休息片刻后再插入。
* 确定胃管在胃内:抽出胃液;向胃内注入空气,同时将听诊器放于剑突下,能听到气过水声;将胃管末端放入盛水的治疗碗内,无气泡逸出。
* 固定牙垫与胃管:先固定牙垫,然后用胶布固定胃管。

注意点
* 昏迷、严重喉头水肿、呼吸衰竭等患者应气管插管后洗胃。
* 昏迷患者插管时,应将患者头部向后仰,当胃管插至会厌部(约15厘米)时,左手托起头部,使下颌靠近胸骨柄,加大咽部通道的弧度,使管端沿着后壁插入所需长度。
* 幽门梗阻患者,洗胃宜在餐后4—6小时或空腹时。

· 全自动洗胃机操作评分标准 ·

项 目		操作要求	评分等级及分值				得分	存在问题
			A	B	C	D		
操作前	目的	抢救中毒患者,清除胃内容物,减少毒物吸收,使用不同的灌洗液中和解毒。减轻胃黏膜水肿,预防感染	5	4	3	2—0		
	评估要点	评估1:患者病情、目前诊断、意识状态、心理状态以及合作程度	5	4	3	2—0		
		评估2:患者口腔或鼻腔黏膜有无损伤,口腔内有无活动性义齿	3	2	1	0		
	护士准备	规范洗手,戴好口罩	3	2	1	0		
	用物准备	备齐用物,放置合理	3	2	1	0		
		检查用物质量及有效期	5	4	3	2—0		
操作过程	身份核对、告知	患者身份核对:至少使用两种身份识别方法	5	4	3	2—0		
		患者告知:向患者和/或家属告知洗胃目的及方法,以取得配合	3	2	1	0		
	安置体位	清醒患者取半卧位或左侧卧位;昏迷患者取平卧位或左侧卧位,头偏向一侧	3	2	1	0		
	插胃管前准备	连接管道:连接电源,检查仪器性能,将进水管道、出水管道、连接胃管管道放入清洁水桶	3	2	1	0		
		管道排气:接通电源,按启动键进行管道排气,然后关闭启动键,将进水管道放入盛有洗胃液的清洁水桶,将出水管道放入污物桶	3	2	1	0		
		铺巾:颌下铺一次性治疗巾	3	2	1	0		
		经鼻腔或口腔插入胃管的患者,插管前先取出活动性义齿,再放入牙垫	3	2	1	0		
		准备胃管与灌注器:去除外包装,取出一次性胃管与灌注器,放入弯盘内	3	2	1	0		
		测量胃管插入胃内所需的长度:从前额发际至剑突的长度。一般成人为45—55厘米,应根据患者的身高等确定个体化的长度,并作好标记▲	8	7—5	4	3—0		
		检查胃管通畅性:用注射器注入少量生理盐水	3	2	1	0		
		润滑胃管:戴手套,用石蜡油纱布润滑胃管前端	3	2	1	0		
	插胃管	插胃管:胃管从鼻腔或口腔插入胃内,插至咽喉部10—15厘米时,嘱患者做吞咽动作。若患者有恶心、呕吐,暂停插入并嘱患者深呼吸;若发生呛咳、发绀等现象,应立即拔出胃管,休息片刻后再插入★	10	9—6	5	4—0		
		确定胃管在胃内:抽出胃液;向胃内注入空气,同时将听诊器放于剑突下,能听到气过水声,将胃管末端放入盛水的治疗碗内,无气泡逸出▲	8	7—5	4	3—0		
		固定牙垫与胃管:先固定牙垫,然后用胶布固定胃管	3	2	1	0		
	洗胃	连接胃管:将胃管与洗胃机的进胃管道连接	3	2	1	0		
		洗胃:按启动键,先吸后冲,每次灌入液量多为300—500毫升。吸液时灯亮提示在自动吸液,冲液时灯亮提示在自动冲洗,如此自动循环,至洗出液无色无味为止★	10	9—6	5	4—0		
		(注意点)注意观察洗出液的性质、颜色、气味及液量,患者的面色、脉搏、呼吸和血压等	3	2	1	0		
	拔管	洗胃完毕,在出胃状态未停机时,用血管钳夹闭胃管或用手反折胃管末端,在患者吸气末迅速拔除胃管,去除牙垫	3	2	1	0		
	安置患者	舒适体位、保暖	3	2	1	0		
操作后	质量评价	操作准确、熟练	5	4	3	2—0		
		注意事项提问,回答正确	5	4	3	2—0		

备注说明 "★"项为核心指标,"▲"项为重要指标,其余项均为普通指标。考核结果=实际得分/应得总分×100%。

第二章

气道管理技术

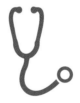

07 口咽通气管使用操作流程与评分标准

· 口咽通气管使用操作流程 ·

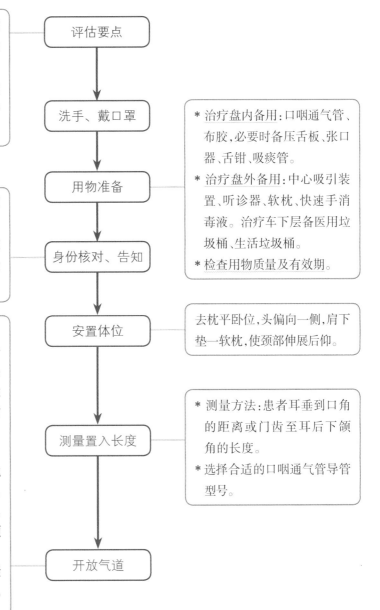

* 评估 1:患者年龄、病情、意识状态、治疗情况、心理状态及合作程度。
* 评估 2:患者的气道是否通畅,听诊双肺呼吸音是否清晰与对称。

评估要点

洗手、戴口罩

用物准备

* 治疗盘内备用:口咽通气管、布胶,必要时备压舌板、张口器、舌钳、吸痰管。
* 治疗盘外备用:中心吸引装置、听诊器、软枕、快速手消毒液。治疗车下层备医用垃圾桶、生活垃圾桶。
* 检查用物质量及有效期。

* 患者身份核对:至少使用两种身份识别方法。
* 患者告知:向患者和 / 或家属告知放置口咽通气管目的及方法,以取得配合。

身份核对、告知

安置体位

去枕平卧位,头偏向一侧,肩下垫一软枕,使颈部伸展后仰。

清理呼吸道 — 开放气道
* 清理呼吸道:站于床头,位于患者头顶方,快速取下床头板。打开口腔,去除活动性义齿,检查有无异物,必要时清理异物、分泌物。
* 开放气道的两种方法
1. 仰头 — 提颏法:通常使用此方法。左手掌放于患者前额,用力向后压,使其头部后仰,右手的食指和中指放于下颌骨下方,将颏部向前上抬起。
2. 双下颌 — 上提法:若怀疑颈椎损伤,应使用此方法。将双肘放于患者头部两侧,双手食指、中指、无名指放在患者的下颌角,不能抬颈(限专业人员操作)。

测量置入长度

* 测量方法:患者耳垂到口角的距离或门齿至耳后下颌角的长度。
* 选择合适的口咽通气管导管型号。

开放气道

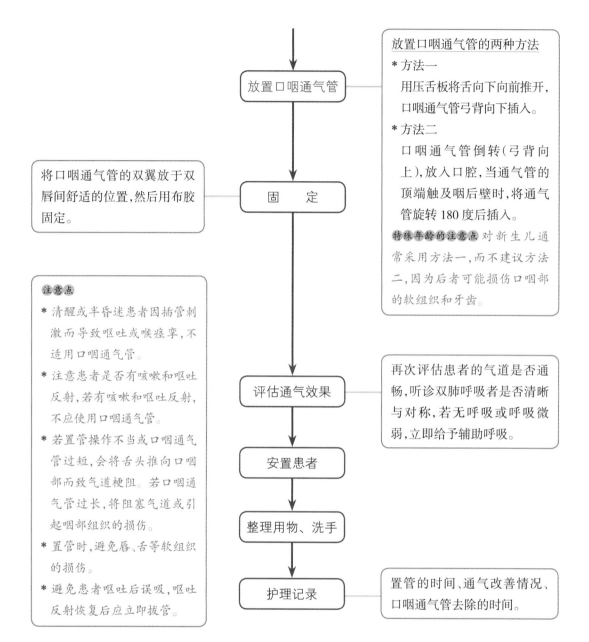

将口咽通气管的双翼放于双唇间舒适的位置,然后用布胶固定。

放置口咽通气管的两种方法
* 方法一
  用压舌板将舌向下向前推开,口咽通气管弓背向下插入。
* 方法二
  口咽通气管倒转(弓背向上),放入口腔,当通气管的顶端触及咽后壁时,将通气管旋转180度后插入。

特殊年龄的注意点 对新生儿通常采用方法一,而不建议方法二,因为后者可能损伤口咽部的软组织和牙齿。

注意点
* 清醒或半昏迷患者因插管刺激而导致呕吐或喉痉挛,不适用口咽通气管。
* 注意患者是否有咳嗽和呕吐反射,若有咳嗽和呕吐反射,不应使用口咽通气管。
* 若置管操作不当或口咽通气管过短,会将舌头推向口咽部而致气道梗阻。若口咽通气管过长,将阻塞气道或引起咽部组织的损伤。
* 置管时,避免唇、舌等软组织的损伤。
* 避免患者呕吐后误吸,呕吐反射恢复后应立即拔管。

再次评估患者的气道是否通畅,听诊双肺呼吸者是否清晰与对称,若无呼吸或呼吸微弱,立即给予辅助呼吸。

置管的时间、通气改善情况、口咽通气管去除的时间。

·口咽通气管使用操作评分标准·

项　目		操作要求	评分等级及分值				得分	存在问题
			A	B	C	D		
操作前	目的	使舌后坠或有气道梗阻危险的患者保持气道通畅。仅限于无咳嗽和呕吐反射的昏迷患者	5	4	3	2—0		
	评估要点	评估1：患者年龄、病情、意识状态、治疗情况、心理状态及合作程度	5	4	3	2—0		
		评估2：患者的气道是否通畅，听诊双肺呼吸音是否清晰与对称	3	2	1	0		
	护士准备	规范洗手，戴好口罩	3	2	1	0		
	用物准备	备齐用物，放置合理	3	2	1	0		
		检查用物质量及有效期	5	4	3	3—0		
操作过程	身份核对、告知	患者身份核对：至少使用两种身份识别方法	5	4	3	2—0		
		患者告知：向患者和／或家属告知放置口咽通气管目的及方法，以取得配合	3	2	1	0		
	安置体位	去枕平卧位，头偏向一侧，肩下垫一软枕，使颈部伸展后仰	3	2	1	0		
	测量置入长度	测量方法：患者耳垂到口角的距离或门齿至耳后下颌角的长度▲	8	7—5	4	3—0		
		选择合适的口咽通气管导管型号	3	2	1	0		
	开放气道	清理呼吸道：站于床头，位于患者头顶方，快速取下床头板。打开口腔，去除活动性义齿，检查有无异物，必要时清理异物、分泌物	3	2	1	0		
		开放气道的两种方法：1.仰头—提颏法：通常使用此方法。左手掌放于患者前额，用力向后压，使其头部后仰，右手的食指和中指放于下颌骨下方，将颏部向前上抬起。2.双下颌—上提法：若怀疑颈椎损伤，应使用此方法。将双肘放于患者头部两侧，双手食指、中指、无名指放在患者的下颌角，不能抬颈（限专业人员操作）★	10	9—6	5	4—0		
	放置口咽通气管	方法一：用压舌板将舌向下向前推开，口咽通气管弓背向下插入★	10	9—6	5	4—0		
		方法二：口咽通气管倒转（弓背向上），放入口腔，当通气管的顶端触及咽后壁时，将通气管旋转180度后插入★	10	9—6	5	4—0		
	固定	将口咽通气管的双翼放于双唇间舒适的位置，然后用布胶固定	3	2	1	0		
	评估通气效果	再次评估患者的气道是否通畅，听诊双肺呼吸者是否清晰与对称，若无呼吸或呼吸微弱，立即给予辅助呼吸	3	2	1	0		
	安置患者	舒适体位、保暖	3	2	1	0		
操作后	质量评价	操作准确、熟练	5	4	3	2—0		
		注意事项提问，回答正确	5	4	3	2—0		

备注说明 "★"项为核心指标，"▲"项为重要指标，其余项均为普通指标。考核结果＝实际得分／应得总分×100%。

08 经口腔或鼻腔吸痰操作流程与评分标准

· 经口腔或鼻腔吸痰操作流程 ·

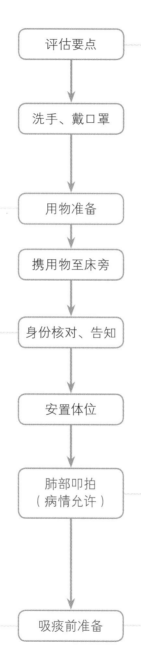

* 治疗盘内备用:一次性治疗碗 2 个、外用生理盐水、一次性吸痰管数根、无菌手套,必要时备压舌板、张口器、舌钳。
* 治疗盘外备用:电动吸引器或中心吸引装置(贮液瓶内加消毒液)、呋喃西林溶液、听诊器、快速手消毒液。治疗车下层备医用垃圾桶、生活垃圾桶。
* 检查用物质量及有效期。

* 患者身份核对:至少使用两种身份识别方法。
* 患者告知:向患者和 / 或家属告知吸痰目的及方法,以取得配合。

检查口、鼻腔 — 调试负压 — 准备冲洗液 — 连接负压吸引管道 — 试吸
* 检查口、鼻腔:打开口腔,取下活动性义齿。
* 调试负压:打开负压吸引开关,调至合适的负压。根据患者情况及痰液黏稠度调节负压至 300—400 毫米汞柱(0.040—0.053MPa)。
* 准备冲洗液:按无菌操作将生理盐水倒入一次性治疗碗内。

评估要点 → 洗手、戴口罩 → 用物准备 → 携用物至床旁 → 身份核对、告知 → 安置体位 → 肺部叩拍（病情允许） → 吸痰前准备

* 评估 1:患者病情、目前诊断、意识状态、治疗情况、心理状态及合作程度。
* 评估 2:患者有无将气道分泌物排出的能力。

吸痰指征 清醒的患者诉憋气感,要求吸痰或患者频繁呛咳时;肺部听诊有痰鸣音时;有缺氧症状(如血氧饱和度迅速下降,呼吸频率加快等,排除其他因素时)。

患者准备 — 叩拍时间 — 叩拍禁止部位 — 叩拍方法
* 患者准备:患者应穿着病号服或棉质单薄衣物,或者在皮肤上覆盖毛巾,避免直接在赤裸的皮肤上扣拍。
* 叩拍时间:避免在患者生命体征不稳定时或进食前后进行叩拍。
* 叩拍禁止部位:脊柱、胸骨、切口上和胸腔引流管处、肾区、肝区、脾区、女性乳房。
* 叩拍方法:将手掌合成杯状,拇指紧贴四指,利用腕部的力量,以快速有节奏的频率(120—180次/分)自下而上、由外向内叩拍,相邻两次拍背振动的部位应重叠 1/3,叩拍时鼓励患者咳嗽。也可双手交替叩拍或单手叩拍。

* 连接负压吸引管道:打开吸痰管外包装,暴露出末端,右手戴手套后取出吸痰管,将吸痰管接头与负压吸引管道连接。
* 试吸。

026

吸痰方法 — 吸痰时间 — 吸痰管冲洗 — 病情观察

* 吸痰方法:将吸痰管轻柔地经口腔或鼻腔插入(非负压),患者吸气时将吸痰管插入口咽部 10—15 厘米,待患者有剧烈咳嗽反射时,立即作间歇吸引,用右手食指和拇指旋转吸痰管,边吸边提,在痰液较多处停留,以提高吸痰效果。

注意点 切勿将吸痰管上下提插。若插管遇阻力,可适当移动患者头部后再行插入,切勿强行插入,以免损伤气道黏膜。

评估患者呼吸、血氧饱和度及痰鸣音,并与吸痰前做比较。

吸痰用物 — 一次性用物 — 贮液瓶

* 吸痰用物:每班更换或每日更换 1—2 次。
* 吸痰管、一次性治疗碗:每次更换。
* 贮液瓶:吸出液不超过 2/3,及时倾倒。

* 吸痰前后双肺呼吸音、呼吸频率、血氧饱和度及患者的反应。
* 痰液的颜色、量及性质。

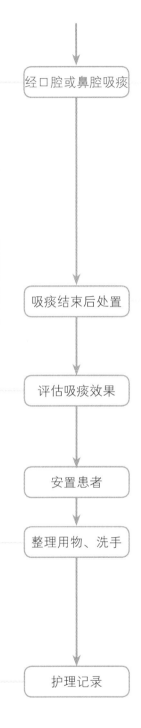

经口腔或鼻腔吸痰

吸痰结束后处置

评估吸痰效果

安置患者

整理用物、洗手

护理记录

* 吸痰时间:每次吸痰时间 <15 秒,连续吸痰 3—4 次。
* 吸痰管冲洗:每次吸痰管退出时,应抽吸生理盐水冲洗吸痰管,以防阻塞。
* 病情观察:吸痰过程中注意观察心率、血压、呼吸、血氧饱和度及患者的反应。

关闭吸引器 — 管道接头处理 — 手套及吸痰管处理

* 关闭吸引器:将负压吸引开关旋至关闭状态。
* 管道接头处理:分离吸痰管,将吸引管道接头浸泡于呋喃西林溶液中。
* 手套及吸痰管处理:将手套翻转脱去并包裹住使用过的吸痰管,放入医用垃圾桶。

注意点

* 严格执行无菌操作,每次吸痰应更换吸痰管。
* 每次吸痰时间 <15 秒,以免造成缺氧。
* 吸痰动作轻稳,防止气道黏膜损伤。
* 痰液黏稠时,可酌情配合肺部叩拍、雾化吸入等,提高吸痰效果。
* 电动吸引器连续使用时间不宜过久。贮液瓶内液体达 2/3 时,应及时倾倒,以免液体过多吸入马达内损坏吸引器。贮液瓶内应放入少量消毒液,防止吸出液粘附于瓶底,便于清洗消毒。

· 经口腔或鼻腔吸痰操作评分标准 ·

项 目		操作要求	评分等级及分值 A	B	C	D	得分	存在问题
操作前	目的	清除患者呼吸道分泌物,保持呼吸道通畅。促进呼吸功能,改善肺通气。预防并发症的发生	5	4	3	2—0		
	评估要点	评估1:患者病情、目前诊断、意识状态、治疗情况、心理状态及合作程度	5	4	3	2—0		
		评估2:患者有无将气道分泌物排出的能力	3	2	1	0		
	护士准备	规范洗手,戴好口罩	3	2	1	0		
	用物准备	备齐用物,放置合理	3	2	1	0		
		检查用物质量及有效期	5	4	3	2—0		
操作过程	身份核对、告知	患者身份核对:至少使用两种身份识别方法	5	4	3	2—0		
		患者告知:向患者和/或家属告知吸痰目的及方法,以取得配合	3	2	1	0		
	安置体位	取合适的体位	3	2	1	0		
	肺部叩拍(病情允许)	患者准备:患者应穿着病号服或棉质单薄衣物,或者在皮肤上覆盖毛巾,避免直接在赤裸的皮肤上叩拍	3	2	1	0		
		叩拍时间:避免在患者生命体征不稳定时或进食前后进行叩拍	3	2	1	0		
		叩拍禁止部位:脊柱、胸骨、切口上和胸腔引流管处、肾区、肝区、脾区、女性乳房	3	2	1	0		
		叩拍方法:将手掌合成杯状,拇指紧贴四指,利用腕部的力量,以快速有节奏的频率(120—180次/分)自下而上、由外向内叩拍,相邻两次拍背振动的部位应重叠1/3,叩拍时鼓励患者咳嗽。也可双手交替叩拍或单手叩拍★	10	9—6	5	4—0		
	吸痰前准备	检查口、鼻腔:打开口腔,取下活动性义齿	3	2	1	0		
		调试负压:打开负压吸引开关,调至合适的负压。根据患者情况及痰液黏稠度调节负压至300—400毫米汞柱(0.040—0.053MPa)▲	8	7—5	4	3—0		
		准备冲洗液:按无菌操作将生理盐水倒入一次性治疗碗内	3	2	1	0		
		连接负压吸引管道:打开吸痰管外包装,暴露出末端,右手戴手套后取出吸痰管,将吸痰管接头与负压吸引管道连接,试吸	3	2	1	0		
	经口腔或鼻腔吸痰	吸痰方法:将吸痰管轻柔地经口腔或鼻腔插入(非负压),患者吸气时将吸痰管插入口咽部10—15厘米,待患者有剧烈咳嗽反射时,立即作间歇吸引,用右手食指和拇指旋转吸痰管,边吸边提,在痰液较多处停留,以提高吸痰效果。切勿将吸痰管上下提插★	10	9—6	5	4—0		
		吸痰时间:每次吸痰时间<15秒,连续吸痰3—4次▲	8	7—5	4	3—0		
		吸痰管冲洗:每次吸痰管退出时,应抽吸生理盐水冲洗吸痰管,以防阻塞	3	2	1	0		
		观察病情:吸痰过程中注意观察心率、血压、呼吸、血氧饱和度及患者的反应	3	2	1	0		
	吸痰结束后处置	关闭吸引器:将负压吸引开关旋至关闭状态	3	2	1	0		
		管道接头处理:分离吸痰管,将吸引管道接头浸泡于呋喃西林溶液中	3	2	1	0		
		手套及吸痰管处理:将手套翻转脱去并包裹住使用过的吸痰管,放入医用垃圾桶	3	2	1	0		
	评估吸痰效果	评估患者呼吸、血氧饱和度及痰鸣音,并与吸痰前做比较	3	2	1	0		
	安置患者	舒适体位、保暖	3	2	1	0		
操作后	质量评价	操作准确、熟练	5	4	3	2—0		
		注意事项提问,回答正确	5	4	3	2—0		

备注说明 "★"项为核心指标,"▲"项为重要指标,其余项均为普通指标。考核结果=实际得分/应得总分×100%。

经人工气道吸痰操作流程与评分标准

· 经人工气道吸痰操作流程 ·

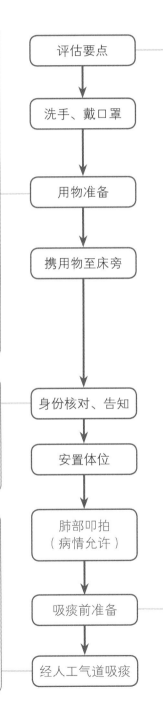

* 治疗盘内备用：一次性治疗碗 2 个、外用生理盐水、一次性吸痰管数根（吸痰管外径不超过气管导管内径的 1/2，比气管导管长 4—5 厘米）、无菌手套、氧气流量表，必要时备压舌板、张口器、舌钳。
* 治疗盘外备用：电动吸引器或中心吸引装置（贮液瓶内加消毒液）、呋喃西林溶液、呼吸球囊、加压面罩、氧气连接管、听诊器、快速手消毒液。治疗车下层备医用垃圾桶、生活垃圾桶。
* 检查用物质量及有效期。

* 患者身份核对：至少使用两种身份识别方法。
* 患者告知：向患者和 / 或家属告知吸痰目的及方法，以取得配合。

吸痰管插入的深度—吸痰方法—吸痰时间—纯氧吸入—吸痰管冲洗—病情观察
* 吸痰管插入的深度：将吸痰管轻柔地插入气管导管内（非负压），确定吸痰管插入的深度，符合一项方法即可：吸痰管插入深度接近气管导管的长度；

评估要点

↓

洗手、戴口罩

↓

用物准备

↓

携用物至床旁

↓

身份核对、告知

↓

安置体位

↓

肺部叩拍（病情允许）

↓

吸痰前准备

↓

经人工气道吸痰

* 评估 1：患者病情、目前诊断、意识状态、治疗情况、心理状况及合作程度。
* 评估 2：患者有无将气道分泌物排出的能力。
* 评估 3：呼吸机参数设置情况。

吸痰指征 直接观察到气管导管内有分泌物；肺部听诊可闻及痰鸣音；呼吸机气道高压报警、低潮气量报警；血氧饱和度急速下降、呼吸频率加快等，排除其他因素时。

纯氧吸入 — 调试负压 — 准备冲洗液 — 连接负压吸引管道
* 纯氧吸入：使用呼吸机给予纯氧吸入 1—2 分钟或呼吸球囊加压给予纯氧吸入 10—15 次（视患者病情而定）。
* 调试负压：打开负压吸引开关，调至合适的负压。根据患者情况及痰液黏稠度调节负压至 300—400 毫米汞柱（0.040—0.053MPa）。
* 准备冲洗液：按无菌操作将生理盐水倒入一次性治疗碗内。
* 连接负压吸引管道：打开吸痰管外包装，暴露出末端，右手戴手套后取出吸痰管，将吸痰管接头与负压吸引管道连接。

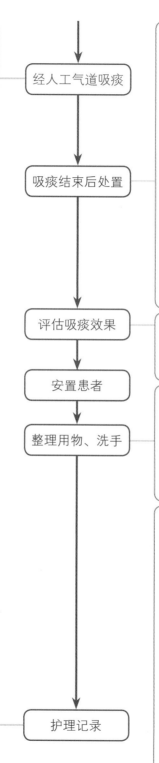

患者出现剧烈咳嗽反射;气管导管通畅,吸痰管已无法再插入。

* 吸痰方法:作间歇吸引时,用右手食指和拇指旋转吸痰管,边吸边提,在痰液较多处停留,以提高吸痰效果。切勿将吸痰管上下提插。

* 吸痰时间:每次吸痰时间 <15 秒,连续吸痰 3—4 次。

* 纯氧吸入:若患者出现血氧饱和度下降或呼吸困难,应立即停止吸痰。使用呼吸机给予纯氧吸入 1—2 分钟或呼吸球囊加压给予纯氧吸入 10—15 次(视患者病情而定),再行吸痰。

* 吸痰管冲洗:每次吸痰管退出时,应抽吸生理盐水冲洗吸痰管,以防阻塞。

* 病情观察:吸痰过程中注意观察心率、血压、呼吸、血氧饱和度及患者的反应。

经人工气道吸痰

纯氧吸入 — 关闭吸引器 — 管道接头处理 — 手套及吸痰管处理

* 纯氧吸入:使用呼吸机给予纯氧吸入 1—2 分钟或呼吸球囊加压给予纯氧吸入 10—15 次(视患者病情而定)。

* 关闭吸引器:将负压吸引开关旋至关闭状态。

* 管道接头处理:分离吸痰管,将吸引管道接头浸泡于呋喃西林溶液中。

* 手套及吸痰管处理:将手套翻转脱去并包裹住使用过的吸痰管放入医用垃圾桶。

吸痰结束后处置

评估吸痰效果

评估患者呼吸、血氧饱和度、痰鸣音及气道压力、潮气量,并与吸痰前做比较。

安置患者

整理用物、洗手

吸痰用物 — 一次性用物 — 贮液瓶

* 吸痰用物:每班更换或每日更换 1—2 次。

* 吸痰管、一次性治疗碗:每次更换。

* 贮液瓶:吸出液不超过 2/3,及时倾倒。

注意点

* 操作动作应轻柔、准确、快速,每次吸痰时间 <15 秒,吸痰间隔予以纯氧吸入。

* 注意吸痰管插入是否顺利,若遇到阻力应分析原因,不可粗暴盲目插入。

* 注意保持呼吸机接头不被污染,戴无菌手套持吸痰管的手不被污染。

* 吸痰过程中应密切观察患者的病情变化,若出现缺氧症状,如紫绀、血氧饱和度下降等,应立即停止吸痰,处理后再行吸痰。

护理记录

* 吸痰前后双肺呼吸音、呼吸频率、血氧饱和度、呼吸机参数及患者的反应。

* 痰液的颜色、量及性质。

·经人工气道吸痰操作评分标准·

项 目		操作要求	评分等级及分值				得分	存在问题
			A	B	C	D		
操作前	目的	保持患者呼吸道通畅,保证有效的通气	5	4	3	2—0		
	评估要点	评估 1:患者病情、目前诊断、意识状态、治疗情况、心理状况及合作程度	5	4	3	2—0		
		评估 2:患者有无将气道分泌物排出的能力	3	2	1	0		
		评估 3:呼吸机参数设置情况	3	2	1	0		
	护士准备	规范洗手,戴好口罩	3	2	1	0		
	用物准备	备齐用物,放置合理	3	2	1	0		
		检查用物质量及有效期	5	4	3	2—0		
操作过程	身份核对、告知	患者身份核对:至少使用两种身份识别方法	5	4	3	2—0		
		患者告知:向患者和 / 或家属告知吸痰目的及方法,以取得配合	3	2	1	0		
	安置体位	取合适的体位	3	2	1	0		
	吸痰前准备	纯氧吸入:使用呼吸机给予纯氧吸入 1—2 分钟或呼吸球囊加压给予纯氧吸入 10—15 次(视患者病情而定)	3	2	1	0		
		调试负压:打开负压吸引开关,调至合适的负压。根据患者情况及痰液黏稠度调节负压至 300—400 毫米汞柱 (0.040—0.053MPa) ▲	8	7—5	4	3—0		
		准备冲洗液:按无菌操作将生理盐水倒入一次性治疗碗内	3	2	1	0		
		连接负压吸引管道:打开吸痰管外包装,暴露出末端,右手戴手套后取出吸痰管,将吸痰管接头与负压吸引管道连接	3	2	1	0		
	经人工气道吸痰	吸痰管插入的深度:将吸痰管轻柔地插入气管导管内(非负压),确定吸痰管插入的深度,符合一项方法即可:吸痰管插入深度接近气管导管的长度;患者出现剧烈咳嗽反射;气管导管通畅,吸痰管已无法再插入▲	8	7—5	4	3—0		
		吸痰方法:作间歇吸引时,用右手食指和拇指旋转吸痰管,边吸边提,在痰液较多处停留,以提高吸痰效果。切勿将吸痰管上下提插★	10	9—6	5	4—0		
		吸痰时间:每次吸痰时间 <15 秒,连续吸痰 3—4 次▲	8	7—5	4	3—0		
		纯氧吸入:若患者出现血氧饱和度下降或呼吸困难,应立即停止吸痰。使用呼吸机给予纯氧吸入 1—2 分钟或呼吸球囊加压给予纯氧吸入 10—15 次(视患者病情而定),再行吸痰	3	2	1	0		
		吸痰冲洗:每次吸痰管退出时,应抽吸生理盐水冲洗吸痰管,以防阻塞	3	2	1	0		
		病情观察:吸痰过程中注意观察心率、血压、呼吸、血氧饱和度及患者的反应	3	2	1	0		
	吸痰结束后处置	纯氧吸入:使用呼吸机给予纯氧吸入 1—2 分钟或呼吸球囊加压给予纯氧吸入 10—15 次(视患者病情而定)	3	2	1	0		
		关闭吸引器:将负压吸引开关旋至关闭状态	3	2	1	0		
		管道接头处理:分离吸痰管,将吸引管道接头浸泡于呋喃西林溶液中	3	2	1	0		
		手套及吸痰管处理:将手套翻转脱去并包裹住使用过的吸痰管放入医用垃圾桶	3	2	1	0		
	评估吸痰效果	评估患者呼吸、血氧饱和度、痰鸣音及气道压力、潮气量,并与吸痰前做比较	3	2	1	0		
	安置患者	舒适体位、保暖	3	2	1	0		
操作后	质量评价	操作准确、熟练	5	4	3	2—0		
		注意事项提问,回答正确	5	4	3	2—0		

备注说明 "★"项为核心指标,"▲"项为重要指标,其余项均为普通指标。考核结果 = 实际得分 / 应得总分 ×100%。

10 | 壁式吸氧操作流程与评分标准

· 壁式吸氧操作流程 ·

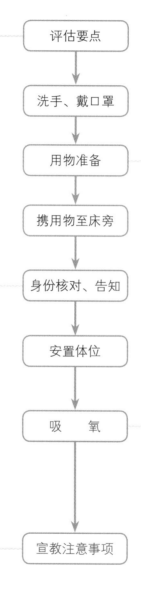

* 评估 1：患者病情、目前诊断、意识状态、治疗情况、心理状况及合作程度。
* 评估 2：患者鼻腔粘膜有无损伤，环境是否安全。

* 治疗盘内备用：湿化瓶（内盛无菌蒸馏水 1/3—1/2）、一次性鼻氧管、一次性治疗碗（内盛温开水）、棉签、纱布、胶布、吸氧记录卡、水笔。
* 治疗盘外备用：中心供氧装置、氧气流量表、快速手消毒液。治疗车下层备医用垃圾桶、生活垃圾桶。
* 检查用物质量及有效期。

评估要点

洗手、戴口罩

用物准备

携用物至床旁

* 患者身份核对：至少使用两种身份识别方法。
* 患者告知：向患者和 / 或家属告知吸氧目的及方法，以取得配合。

身份核对、告知

安置体位

清洁鼻腔 — 安装流量表 — 调节氧流量 — 连接一次性吸氧管 — 导管固定

* 清洁鼻腔：用湿棉签清洁双侧鼻腔。
* 安装流量表：先关闭氧气流量表开关，然后插入中心供氧接口孔，听到"咔嚓"声后装上湿化瓶，再连接氧气管道。
* 调节氧流量：根据患者病情调节氧流量。
* 连接一次性吸氧管：试气后将鼻塞放于鼻腔内。
* 导管固定：将导管环绕患者耳部向下放置在颌下并调节松紧度。

吸　氧

* 告知患者和 / 或家属不能擅自去除吸氧管、调节氧流量及开关氧气流量表等。
* 若患者感到鼻咽部干燥不适或者胸闷、憋气时，应及时告知医护人员。
* 严禁吸烟，防油、防火、防热。

宣教注意事项

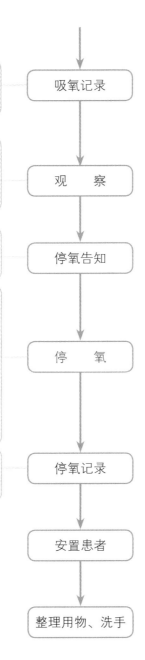

在吸氧记录卡上记录吸氧开始时间、氧流量,并由护士签名。 —— **吸氧记录**

缺氧症状有无改善,实验室指标,氧气装置是否漏气及通畅,有无氧疗不良反应。 —— **观 察**

告知患者和/或家属停氧的原因。 —— **停氧告知**

分离吸氧管和关流量表 —— 取下流量表
* 分离吸氧管和关流量表:松开导管固定,用纱布包裹鼻塞,取下并分离吸氧管,然后关闭氧气流量表开关。
* 取下流量表。
—— **停 氧**

在吸氧记录卡上记录停氧时间,并由护士签名。 —— **停氧记录**

安置患者

整理用物、洗手

注意点

* 用氧前,检查氧气装置有无漏气,是否通畅。
* 严格遵守操作规程,注意用氧安全,做好"四防",即防震、防火、防热、防油。氧气瓶搬运时应避免倾倒、撞击。氧气筒应放于阴凉处,周围严禁烟火及易燃品,距离明火至少5米,距离暖气至少1米,以防引起爆炸。氧气表及螺旋口勿上油,也勿用带油的手装卸氧气表。
* 使用氧气时,应先调节流量后应用。停用氧气时,应先拔除鼻导管,再关闭氧气开关。中途调节氧流量,先分离鼻氧管与湿化瓶连接处,调节流量后再连接。以免一旦开关出错,大量氧气进入气道而损伤肺组织。
* 氧气筒内氧气勿用完,压力表至少应保留 0.5MPa(5kg/cm^2),以免灰尘进入氧气筒内,再充气时引起爆炸。
* 对未用完或已用完的氧气筒,应分别悬挂"满"或"空"的标志,既便于及时调换,也便于急用时搬运,提高抢救速度。
* 根据医嘱调节氧流量,对Ⅱ型呼吸衰竭患者,应予以低流量(1—2升/分)、低浓度吸氧。

·壁式吸氧操作评分标准·

项	目	操作要求	评分等级及分值				得分	存在问题
			A	B	C	D		
操作前	目的	纠正各种原因造成的缺氧状态,提高动脉血氧分压(PaO_2)和动脉血氧饱和度(SaO_2),增加动脉血氧含量。促使组织新陈代谢,维持机体生命活动	5	4	3	2—0		
	评估要点	评估1:患者病情、目前诊断、意识状态、治疗情况、心理状况及合作程度	5	4	3	2—0		
		评估2:患者鼻腔粘膜有无损伤,环境是否安全	3	2	1	0		
	护士准备	规范洗手,戴好口罩	3	2	1	0		
	用物准备	备齐用物,放置合理	3	2	1	0		
		检查用物质量及有效期	5	4	3	2—0		
操作过程	身份核对、告知	患者身份核对:至少使用两种身份识别方法	5	4	3	2—0		
		患者告知:向患者和/或家属告知吸氧目的及方法,以取得配合	3	2	1	0		
	安置体位	取合适的体位	3	2	1	0		
	吸氧	清洁鼻腔:用湿棉签清洁双侧鼻腔	3	2	1	0		
		安装流量表:先关闭氧气流量表开关,然后插入中心供氧接口孔,听到"咔嚓"声后装上湿化瓶,再连接氧气管道▲	8	7—5	4	3—0		
		调节氧流量:根据患者病情调节氧流量★	10	9—6	5	4—0		
		连接一次性吸氧管:试气后将鼻塞放于鼻腔内	3	2	1	0		
		导管固定:将导管环绕患者耳部向下放置在颌下并调节松紧度	3	2	1	0		
	宣教注意事项	告知患者和/或家属不能擅自去除吸氧管、调节氧流量及开关氧气流量表等。若患者感到鼻咽部干燥不适或者胸闷、憋气时,应及时告知医护人员。严禁吸烟,防油、防火、防热▲	8	7—5	4	3—0		
	吸氧记录	在吸氧记录卡上记录吸氧开始时间、氧流量,并由护士签名	3	2	1	0		
	观察	缺氧症状有无改善,实验室指标,氧气装置是否漏气及通畅,有无氧疗不良反应	3	2	1	0		
	停氧告知	告知患者和/或家属停氧的原因	3	2	1	0		
	停氧	分离吸氧管:松开导管固定,用纱布包裹鼻塞,取下并分离吸氧管,然后关闭氧气流量表开关★	10	9—6	5	4—0		
		取下流量表	3	2	1	0		
	停氧记录	在吸氧记录卡上记录停氧时间,并由护士签名	3	2	1	0		
	安置患者	舒适体位、保暖	3	2	1	0		
操作后	质量评价	操作准确、熟练	5	4	3	2—0		
		注意事项提问,回答正确	5	4	3	2—0		

备注说明 "★"项为核心指标,"▲"项为重要指标,其余项均为普通指标。考核结果 = 实际得分 / 应得总分 ×100%。

11 雾化吸入操作流程与评分标准

* 评估 1：患者病情、目前诊断、意识状态、治疗情况、心理状况及合作程度。
* 评估 2：患者有无呼吸道感染、有无支气管痉挛、痰液情况、呼吸状况及口腔情况。

→ 评估要点

→ 洗手、戴口罩

→ 用物准备

* 治疗盘内备用：湿化瓶、一次性治疗巾、水杯。
* 治疗盘外备用：超声雾化器或氧气面罩雾化器、按医嘱准备药液（将雾化液按要求加入雾化器中）、中心供氧装置、氧气流量表。快速手消毒液。治疗车下层备医用垃圾桶、生活垃圾桶。
* 检查用物质量及有效期。

* 患者身份核对：至少使用两种身份识别方法。
* 患者告知：向患者和/或家属告知雾化吸入目的及方法，以取得配合。询问患者过敏史。

→ 携用物至床旁

→ 身份核对、告知

取半卧位、高枕卧位或坐位。

→ 安置体位

* 铺巾：颌下铺一次性治疗巾。
* 协助患者漱口：清除口腔内分泌物及食物残渣等。

→ 雾化吸入前准备

氧气雾化吸入
* 正确连接雾化器的进气口与中心供氧装置。
* 氧流量调节不超过 5 升/分，禁止湿化瓶在大于 0.4MPa 的压力下工作。
* 药雾形成后，将口含嘴放入患者口中或使用面罩罩住口鼻部，指导患者用口吸气，鼻呼气的方法。
* 持续时间 15—20 分钟。

超声雾化吸入
* 打开雾化器开关，预热 3—5 分钟。
* 根据病情设定时间及药雾量。
* 药雾形成后，将口含嘴放入患者口中或使用面罩罩住口鼻部，指导患者用口吸气，鼻呼气的方法。
* 持续时间 15—20 分钟。

→ 超声雾化吸入或氧气雾化吸入

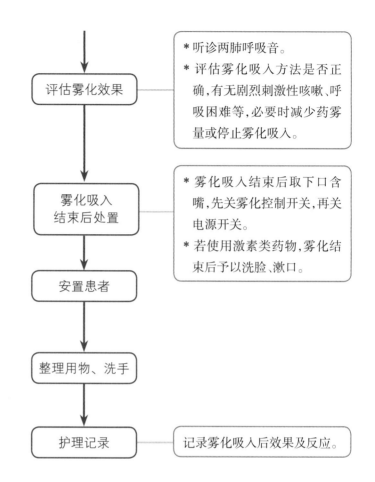

注意点

* 护士应熟悉雾化器的性能，水槽内应保持足够的水量，水温不宜超过 50 摄氏度。

* 注意保护药杯及水槽底部晶体换能器，因药杯及晶体换能器质脆易破碎，在操作及清洗过程中，动作应轻柔，防止损坏。

* 观察患者痰液排出是否困难，若痰液不易咳出，应予以拍背以协助痰液排出，必要时吸痰。

* 雾化时注意保护眼睛，避免药液喷溅。

* 注意用氧安全，室内避免火源。

* 患者雾化吸入前半小时避免进食，以免雾化吸入过程中气雾刺激，引起呕吐。

评估雾化效果
* 听诊两肺呼吸音。
* 评估雾化吸入方法是否正确，有无剧烈刺激性咳嗽、呼吸困难等，必要时减少药雾量或停止雾化吸入。

雾化吸入结束后处置
* 雾化吸入结束后取下口含嘴，先关雾化控制开关，再关电源开关。
* 若使用激素类药物，雾化结束后予以洗脸、漱口。

安置患者

整理用物、洗手

护理记录
记录雾化吸入后效果及反应。

· 雾化吸入操作评分标准 ·

项目		操作要求	评分等级及分值				得分	存在问题
			A	B	C	D		
操作前	目的	协助患者抗炎、镇咳、祛痰。帮助患者解除支气管痉挛,改善通气功能。预防呼吸道感染	5	4	3	2—0		
	评估要点	评估1:患者病情、目前诊断、意识状态、治疗情况、心理状况及合作程度	5	4	3	2—0		
		评估2:患者有无呼吸道感染、有无支气管痉挛、痰液情况、呼吸状况及口腔情况	3	2	1	0		
	护士准备	规范洗手,戴好口罩	3	2	1	0		
	用物准备	备齐用物,放置合理	3	2	1	0		
		检查用物质量及有效期	5	4	3	2—0		
操作过程	身份核对、告知	患者身份核对:至少使用两种身份识别方法	5	4	3	2—0		
		患者告知:向患者和/或家属告知雾化吸入目的及方法,以取得配合。询问患者过敏史	3	2	1	0		
	安置体位雾化吸入前准备	取半卧位、高枕卧位或坐位	3	2	1	0		
		铺巾:颌下铺一次性治疗巾。协助患者漱口:清除口腔内分泌物及食物残渣等	3	2	1	0		
	超声雾化吸入	打开雾化器开关,预热3—5分钟	3	2	1	0		
		根据病情设定时间及药雾量	3	2	1	0		
		药雾形成后,将口含嘴放入患者口中或使用面罩罩住口鼻,指导患者用口吸气,鼻呼气的方法。持续时间15—20分钟★	10	9—6	5	4—0		
	氧气雾化吸入	正确连接雾化器的进气口与中心供氧装置	3	2	1	0		
		氧流量调节不超过5升/分,禁止湿化瓶在大于0.4MPa的压力下工作▲	8	7—5	4	3—0		
		药雾形成后,将口含嘴放入患者口中或使用面罩罩住口鼻,指导患者用口吸气,鼻呼气的方法。持续时间15—20分钟★	10	9—6	5	4—0		
	评估雾化效果	听诊两肺呼吸音。评估雾化吸入方法是否正确,有无剧烈刺激性咳嗽、呼吸困难等,必要时减少药雾量或停止雾化吸入	3	2	1	0		
	雾化结束后处置	雾化吸入结束后取下口含嘴,先关雾化控制开关,再关电源开关。若使用激素类药物,雾化结束后予以洗脸、漱口	3	2	1	0		
	安置患者	舒适体位、保暖	3	2	1	0		
操作后	质量评价	操作准确、熟练	5	4	3	2—0		
		注意事项提问,回答正确	5	4	3	2—0		

备注说明 "★"项为核心指标,"▲"项为重要指标,其余项均为普通指标。考核结果=实际得分/应得总分×100%。

第三章

营养支持技术

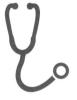

12 管饲灌注（含插胃管）操作流程与评分标准

· 管饲灌注（含插胃管）操作流程 ·

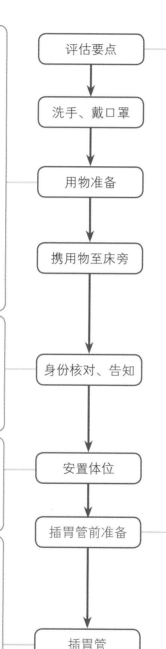

* 治疗盘内备用：一次性胃管、棉签、手套、一次性治疗碗2个（内盛生理盐水和温开水）、弯盘、镊子、纱布2块（其中石蜡油纱布1块）、一次性灌注器、布胶、别针、夹子或橡皮圈、管道标识。
* 治疗盘外备用：鼻饲液（温度38—40摄氏度）、听诊器、一次性治疗巾、快速手消毒液。治疗车下层备医用垃圾桶、生活垃圾桶。
* 检查用物质量及有效期。

* 患者身份核对：至少使用两种身份识别方法。
* 患者告知：向患者和／或家属告知管饲灌注目的及方法，以取得配合。

* 取平卧位，头偏向一侧、半卧位或坐位。
* 在病情允许情况下，予以抬高床头30—45度。

插胃管 — 确定胃管在胃内 — 固定胃管
* 插胃管：胃管从鼻腔插入胃内，插至咽喉部10—15厘米时，嘱患者做吞咽动作。若患者有恶心、呕吐，暂停插入并嘱患者深呼吸；若发生呛咳、发

评估要点

洗手、戴口罩

用物准备

携用物至床旁

身份核对、告知

安置体位

插胃管前准备

插胃管

* 评估1：患者病情、目前诊断、意识状态、治疗情况、心理状况及合作程度。
* 评估2：患者口腔或鼻腔黏膜有无损伤。

铺巾 — 清洁鼻腔 — 准备胃管与灌注器 — 测量胃管插入所需的长度 — 检查胃管通畅性 — 润滑胃管
* 铺巾：颌下铺一次性治疗巾。
* 清洁鼻腔：用湿棉签清洁鼻腔。
* 准备胃管与灌注器：去除外包装，取出一次性胃管和灌注器。
* 测量胃管插入胃内所需的长度：从前额发际至剑突的长度。一般成人为45—55厘米，应根据患者的身高等确定个体化长度，并作好标记。为防止反流、误吸，插管长度可在55厘米以上，若需经胃管注入刺激性药物，可将胃管再向深部插入10厘米。
* 检查胃管通畅性：用注射器注入少量生理盐水。
* 润滑胃管：戴手套，用石蜡油纱布润滑胃管前端。

绀等现象,应立即拔出胃管,休息片刻后再插入。

* 确定胃管在胃内:抽出胃液;向胃内注入空气,同时将听诊器放于剑突下,能听到气过水声;将胃管末端放入盛水的治疗碗内,无气泡逸出。
* 固定胃管:将胃管用布胶交叉固定于鼻尖及面颊部、做好管道标识。

注意点

* 插管时动作应轻柔,避免损伤食管黏膜,尤其是通过食管 3 个狭窄部位(环状软骨水平处、平气管分叉处、食管通过膈肌处)时。插入胃管至 10—15 厘米(咽喉部)时,若为清醒患者,嘱其做吞咽动作;若为昏迷患者,则用左手将其头部托起,使下颌靠近胸骨柄,以利于插管。
* 插入胃管过程中,患者若出现呛咳、呼吸困难、发绀等,可能是胃管误入气管,应立即拔出胃管。
* 鼻饲液温度应保持在 38—40 摄氏度,避免过冷或过热;新鲜果汁与奶液应分别注入,防止产生凝块。
* 食管静脉曲张、食管梗阻的患者禁忌使用鼻饲法。
* 长期鼻饲者应每天进行 2 次口腔护理,并定期更换胃管,普通胃管每周更换一次,硅胶胃管每月更换一次。

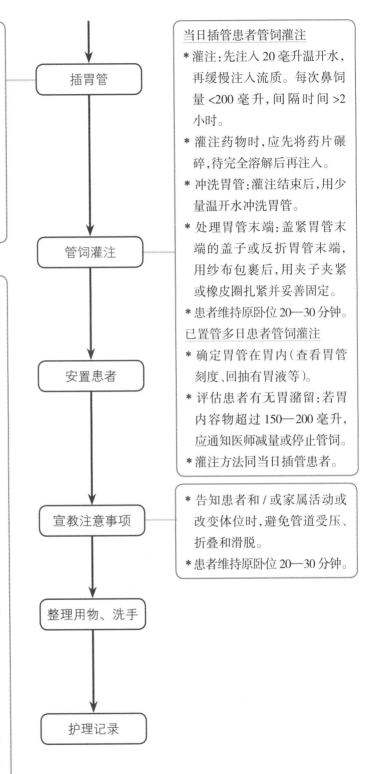

当日插管患者管饲灌注

* 灌注:先注入 20 毫升温开水,再缓慢注入流质。每次鼻饲量 <200 毫升,间隔时间 >2 小时。
* 灌注药物时,应先将药片碾碎,待完全溶解后再注入。
* 冲洗胃管:灌注结束后,用少量温开水冲洗胃管。
* 处理胃管末端:盖紧胃管末端的盖子或反折胃管末端,用纱布包裹后,用夹子夹紧或橡皮圈扎紧并妥善固定。
* 患者维持原卧位 20—30 分钟。

已置管多日患者管饲灌注

* 确定胃管在胃内(查看胃管刻度、回抽有胃液等)。
* 评估患者有无胃潴留:若胃内容物超过 150—200 毫升,应通知医师减量或停止管饲。
* 灌注方法同当日插管患者。

* 告知患者和 / 或家属活动或改变体位时,避免管道受压、折叠和滑脱。
* 患者维持原卧位 20—30 分钟。

· 管饲灌注（含插胃管）操作评分标准 ·

项 目		操作要求	评分等级及分值				得分	存在问题
			A	B	C	D		
操作前	目的	对不能经口进食的患者从鼻胃管供给食物和药物，以满足患者营养和治疗的需要	5	4	3	2—0		
	评估要点	评估1：患者病情、目前诊断、意识状态、治疗情况、心理状况及合作程度	5	4	3	2—0		
		评估2：患者口腔或鼻腔黏膜有无损伤	3	2	1	0		
	护士准备	规范洗手，戴好口罩	3	2	1	0		
	用物准备	备齐用物，放置合理	3	2	1	0		
		检查用物质量及有效期	5	4	3	2—0		
操作过程	身份核对、告知	患者身份核对：至少使用两种身份识别方法	5	4	3	2—0		
		患者告知：向患者和/或家属告知管饲灌注目的及方法，以取得配合	3	2	1	0		
	安置体位	取平卧位，头偏向一侧、半卧位或坐位。在病情允许情况下，予以抬高床头30—45度	3	2	1	0		
	插胃管前准备	铺巾：颌下铺一次性治疗巾	3	2	1	0		
		清洁鼻腔：用湿棉签清洁鼻腔	3	2	1	0		
		准备胃管与灌注器：去除外包装，取出一次性胃管和灌注器	3	2	1	0		
		测量胃管插入胃内所需的长度：从前额发际至剑突的长度。一般成人为45—55厘米，应根据患者的身高等确定个体化长度，并作好标记。为防止反流、误吸，插管长度可在55厘米以上，若需经胃管注入刺激性药物，可将胃管再向深部插入10厘米▲	8	7—5	4	3—0		
		检查胃管通畅性：用注射器注入少量生理盐水	3	2	1	0		
		润滑胃管：戴手套，用石蜡油纱布润滑胃管前端	3	2	1	0		
	插胃管	插胃管：胃管从鼻腔插入胃内，插至咽喉部10—15厘米时，嘱患者做吞咽动作。若患者有恶心、呕吐，暂停插入并嘱患者深呼吸；若发生呛咳、发绀等现象，应立即拔出胃管，休息片刻后再插入★	10	9—6	5	4—0		
		确定胃管在胃内：抽出胃液；向胃内注入空气，同时将听诊器放于剑突下，能听到气过水声；将胃管末端放入盛水的治疗碗内，无气泡逸出▲	8	7—5	4	3—0		
		固定胃管：将胃管用布胶交叉固定于鼻尖及面颊部，做好管道标识	3	2	1	0		
	管饲灌注	当日插管患者管饲灌注。灌注：先注入20毫升温开水，再缓慢注入流质。每次鼻灌量<200毫升，间隔时间>2小时▲	8	7—5	4	3—0		
		灌注药物时，应先将药片碾碎，待完全溶解后再注入	3	2	1	0		
		冲洗胃管：灌注结束后，用少量温开水冲洗胃管	3	2	1	0		
		处理胃管末端：盖紧胃管末端的盖子或反折胃管末端，用纱布包裹后，用夹子夹紧或橡皮圈扎紧并妥善固定。患者维持原卧位20—30分钟	3	2	1	0		
		已置管多日患者管饲灌注。确定胃管在胃内（查看胃管刻度、回抽有胃液等）▲	8	7—5	4	3—0		
		评估患者有无胃潴留：若胃内容物超过150—200毫升，应通知医师减量或停止管饲★	10	9—6	5	4—0		
	安置患者	舒适体位、保暖	3	2	1	0		
	宣教注意事项	告知患者和/或家属活动或改变体位时，避免管道受压、折叠和滑脱	3	2	1	0		
		患者维持原卧位20—30分钟	3	2	1	0		
操作后	质量评价	操作准确、熟练	5	4	3	2—0		
		注意事项提问，回答正确	5	4	3	2—0		

备注说明 "★"项为核心指标，"▲"项为重要指标，其余项均为普通指标。考核结果 = 实际得分 / 应得总分 ×100%。

13 管饲滴注操作流程与评分标准

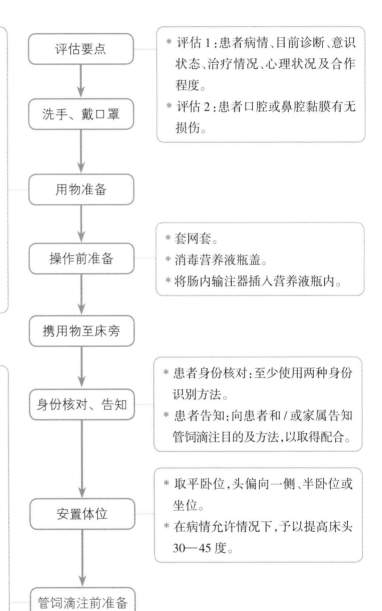

·管饲滴注操作流程·

* 治疗盘内备用:手套、一次性灌注器、一次性治疗碗2个(内盛生理盐水和温开水)、棉签、纱布、肠内输注器、巡视记录单、布胶、管道标识、水笔、表(带秒针)、开瓶器、网套、别针、夹子或橡皮圈。
* 治疗盘外备用:按医嘱准备管饲液(温度38—40摄氏度)、听诊器、营养泵、"管饲"警示标识牌、快速手消毒液。治疗车下层备医用垃圾桶、生活垃圾桶。
* 检查用物质量及有效期。

```
评估要点
  ↓
洗手、戴口罩
  ↓
用物准备
  ↓
操作前准备
  ↓
携用物至床旁
  ↓
身份核对、告知
  ↓
安置体位
  ↓
管饲滴注前准备
```

* 评估1:患者病情、目前诊断、意识状态、治疗情况、心理状况及合作程度。
* 评估2:患者口腔或鼻腔黏膜有无损伤。

* 套网套。
* 消毒营养液瓶盖。
* 将肠内输注器插入营养液瓶内。

* 患者身份核对:至少使用两种身份识别方法。
* 患者告知:向患者和/或家属告知管饲滴注目的及方法,以取得配合。

* 取平卧位,头偏向一侧、半卧位或坐位。
* 在病情允许情况下,予以提高床头30—45度。

确定胃管在胃内 — 评估患者有无胃潴留 — 询问患者胃肠道症状

* 确定胃管在胃内:抽出胃液;向胃内注入空气,同时将听诊器放于剑突下,能听到气过水声;将胃管末端放入盛水的治疗碗内,无气泡逸出。
* 评估患者有无胃潴留:若胃内容物超过150—200毫升,应通知医师减量或停止管饲。
* 询问患者胃肠道症状:有无腹胀、腹泻、恶心、呕吐及反流等,若有上述症状,暂停管饲,并及时告知医师。

注意点

* 营养液集中管理,开瓶后应冷藏,24 小时内有效。

* 管饲期间每日 2 次口腔护理。

* 管饲后 30 分钟内应避免搬动患者或进行可能引起误吸的操作,如肺部叩拍、吸痰等,痰液较多的患者应在管饲前给予肺部叩拍、吸痰,管饲时床头抬高 30—45 度。

* 注意观察有无误吸及胃肠道等并发症。

* 管饲期间的药物应充分碾碎,溶解成液状后注入。药物应与营养液分开管饲,碾碎后容易影响疗效的药物不宜进行管饲,并通知医师。

* 根据医嘱监测血糖、电解质、血常规、血肌酐、尿素氮等指标。

管饲滴注

安置患者

宣教注意事项

整理用物、洗手

护理记录

输注泵使用 — 调节滴速 — 悬挂标识牌 — 冲洗胃管 — 处理胃管末端

* 输注泵使用:肠内输注器排气后,将其固定在输注泵上,先注入温开水 10 毫升,然后连接胃管。

* 调节滴速:根据医嘱调节滴注速度,一般以 40—60 毫升 / 小时为宜,最快不超过 80 毫升 / 小时。

* 悬挂标识牌:将"管饲"警示标识牌挂于输液架上。

* 冲洗胃管:滴注结束后,用少量温开水冲洗胃管。

* 处理胃管末端:盖紧胃管末端的盖子或反折胃管末端,用纱布包裹后,用夹子夹紧或橡皮圈扎紧并妥善固定。

* 告知患者和 / 或家属活动或改变体位时,避免管道受压、折叠和滑脱。

* 患者维持原卧位 20—30 分钟。

* 管饲量、滴速、有无残余量及管道通畅性。

* 患者的胃肠道症状,如腹胀、腹泻、恶心、呕吐及反流等。

· 管饲滴注操作评分标准 ·

项目		操作要求	评分等级及分值				得分	存在问题
			A	B	C	D		
操作前	目的	经胃肠道采用管饲提供代谢需要的各种营养素,促进肠道功能恢复,保护肠道黏膜屏障,防止细菌移位	5	4	3	2—0		
	评估要点	评估1:患者病情、目前诊断、意识状态、治疗情况、心理状况及合作程度	5	4	3	2—0		
		评估2:患者口腔或鼻腔黏膜有无损伤	3	2	1	0		
	护士准备	规范洗手,戴好口罩	3	2	1	0		
	用物准备	套网套。消毒营养液瓶盖。将肠内输注器插入营养液瓶内	3	2	1	0		
		备齐用物,放置合理	3	2	1	0		
		检查用物质量及有效期	5	4	3	2—0		
操作过程	身份核对、告知	患者身份核对:至少使用两种身份识别方法	5	4	3	2—0		
		患者告知:向患者和／或家属告知管饲滴注目的及方法,以取得配合	3	2	1	0		
	安置体位	取平卧位,头偏向一侧、半卧位或坐位。在病情允许情况下,予以提高床头30—45度	3	2	1	0		
	管饲滴注前准备	确定胃管在胃内:抽出胃液;向胃内注入空气,同时将听诊器放于剑突下,能听到气过水声;将胃管末端放入盛水的治疗碗内,无气泡逸出▲	8	7—5	4	3—0		
		评估患者有无胃潴留:若胃内容物超过150—200毫升,应通知医师减量或停止管饲★	10	9—6	5	4—0		
		询问患者胃肠道症状:有无腹胀、腹泻、恶心、呕吐及反流等,若有上述症状,暂停管饲,并及时告知医师	3	2	1	0		
	管饲滴注	输注泵使用:肠内输注器排气后,将其固定在输注泵上,先注入温开水10毫升,然后连接胃管	3	2	1	0		
		调节滴速:根据医嘱调节滴注速度,一般以40—60毫升／小时为宜,最快不超过80毫升／小时★	10	9—6	5	4—0		
		悬挂标识牌:将"管饲"警示标识牌挂于输液架上	3	2	1	0		
		冲洗胃管:滴注结束后,用少量温开水冲洗胃管	3	2	1	0		
		处理胃管末端:盖紧胃管末端的盖子或反折胃管末端,用纱布包裹后,用夹子夹紧或橡皮圈扎紧并妥善固定	3	2	1	0		
	安置患者	舒适体位、保暖	3	2	1	0		
	宣教注意事项	告知患者和／或家属活动或改变体位时,避免管道受压、折叠和滑脱	3	2	1	0		
		患者维持原卧位20—30分钟	3	2	1	0		
操作后	质量评价	操作准确、熟练	5	4	3	2—0		
		注意事项提问,回答正确	5	4	3	2—0		

备注说明 "★"项为核心指标,"▲"项为重要指标,其余项均为普通指标。考核结果＝实际得分／应得总分×100%。

14 肠内营养输注泵操作流程与评分标准

·肠内营养输注泵操作流程·

* 治疗盘内备用:根据医嘱选择营养制剂的类型、一次性肠内营养供应管路(泵管)、温开水、一次性灌注器、听诊器、胶布。
* 治疗盘外备用:肠内营养输注泵、"非静脉输液通道"警示标识牌、快速手消毒液。治疗车下层备医用垃圾桶、生活垃圾桶。
* 检查用物质量及有效期。

连接泵管 — 安装泵管 — 灌注排气
* 连接泵管:检查泵管,将泵管白色插针与肠内营养液连接。
* 安装泵管:将泵管的漏斗垂直安装到输注泵的滴斗凹槽内,硅胶管绕在泵的转轴上,固定器拉至固定支架内(固定器上黑色磁环必须卡入泵上的固定支架内),并顺着管路导向槽将管路嵌入理顺,悬挂"非静脉输液通道"标识牌。
* 灌注排气:打开输注器开关,按"灌注"键自动进行灌注排气,排空泵管的空气。

* 再次检查患者鼻胃/肠管的刻度,确认鼻胃/肠管是否在胃内或小肠内,有无胃潴留,抽吸20毫升温开水,冲洗胃管。
* 连接输注泵管与鼻饲管后,按启动键使用。

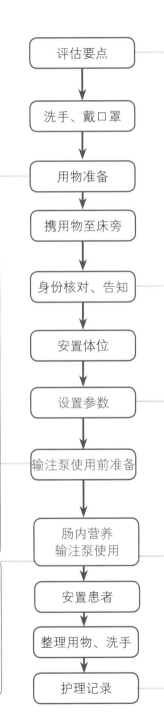

评估要点
↓
洗手、戴口罩
↓
用物准备
↓
携用物至床旁
↓
身份核对、告知
↓
安置体位
↓
设置参数
↓
输注泵使用前准备
↓
肠内营养输注泵使用
↓
安置患者
↓
整理用物、洗手
↓
护理记录

* 评估1:患者病情、目前诊断、意识状态、治疗情况、心理状况及合作程度。
* 评估2:患者肠内营养制剂的类型、每日输入量、营养管置入途径、深度、通畅性及上次喂养时间。

* 患者身份核对:至少使用两种身份识别方法。
* 患者告知:向患者和/或家属告知肠内营养输注泵使用目的及方法,以取得配合。

开机 — 设置参数
* 开机:将输注泵正确固定于床头输液架上,连接电源后开机。
* 设置参数
  1. 按设置键进入设置界面。
  2. 按速度键设置所需速度。
  3. 按任务键设置所需输注的鼻饲总量,设置后按确定键返回。

注意点
* 观察患者有无恶心、呕吐、腹胀等不适。
* 营养输注泵运行状态,以及报警处理。

记录营养液的种类、输注速度、时间。

·肠内营养输注泵操作评分标准·

项目		操作要求	评分等级及分值				得分	存在问题
			A	B	C	D		
操作前	目的	规范肠内营养治疗,控制营养液速度,减少肠内营养治疗中可能发生的并发症	5	4	3	2—0		
	评估要点	评估1:患者病情、目前诊断、意识状态、治疗情况、心理状况及合作程度	5	4	3	2—0		
		评估2:患者肠内营养制剂的类型、每日输入量、营养管置入途径、深度、通畅性及上次喂养时间	3	2	1	0		
	护士准备	规范洗手,戴好口罩	3	2	1	0		
	用物准备	备齐用物,放置合理	3	2	1	0		
		检查用物质量及有效期	5	4	3	2—0		
操作过程	身份核对、告知	患者身份核对:至少使用两种身份识别方法	5	4	3	3—0		
		患者告知:向患者和/或家属告知肠内营养输注泵使用目的及方法,以取得配合	3	2	1	0		
	安置体位	取合适的体位	3	2	1	0		
	设置参数	开机:将输注泵正确固定于床头输液架上,连接电源后开机	3	2	1	0		
		设置参数:1.按设置键进入设置界面;2.按速度键设置所需速度;3.按任务键设置所需输注的鼻饲总量,设置后按确定键返回▲	8	7—5	4	3—0		
	输注泵使用前准备	连接泵管:检查泵管,将泵管白色插针与肠内营养液连接	3	2	1	0		
		安装泵管:将泵管的漏斗垂直安装到输注泵的滴斗凹槽内,硅胶管绕在泵的转轴上,固定器拉至固定支架内(固定器上黑色磁环必须卡入泵上的固定支架内),并顺着管路导向槽将管路嵌入理顺,悬挂"非静脉输液通道"标识牌★	10	9—6	5	4—0		
		灌注排气:打开输注器开关,按"灌注"键自动进行灌注排气,排空泵管的空气	3	2	1	0		
	肠内营养输注泵使用	再次检查患者鼻胃/肠管的刻度,确认鼻胃/肠管是否在胃内或小肠内,有无胃潴留,抽取20毫升温开水,冲洗胃管★	10	9—6	5	4—0		
		连接输注泵管与鼻饲管后,按启动键使用	3	2	1	0		
	安置患者	舒适体位、保暖	3	2	1	0		
	宣教注意事项	告知患者和/或家属注意观察局部皮肤有无液体外渗及肿胀,不能随意调节滴速	3	2	1	0		
操作后	质量评价	操作准确、熟练	5	4	3	2—0		
		注意事项提问,回答正确	5	4	3	2—0		

备注说明 "★"项为核心指标,"▲"项为重要指标,其余项均为普通指标。考核结果=实际得分/应得总分×100%。

第四章

引流技术

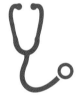

15 胃肠减压（含插胃管）操作流程与评分标准

· 胃肠减压（含插胃管）操作流程 ·

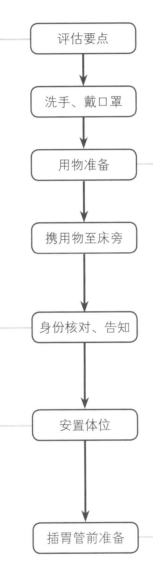

* 评估 1：患者病情、目前诊断、意识状态、治疗情况、心理状况及合作程度。
* 评估 2：患者口腔或鼻腔黏膜有无损伤。

评估要点

洗手、戴口罩

用物准备

* 治疗盘内备用：一次性胃管、棉签、手套、一次性治疗碗 2 个（内盛生理盐水和温开水）、弯盘、血管钳、纱布 2 块（其中石蜡油纱布 1 块）、一次性灌注器、胶布、别针、管道标识。
* 治疗盘外备用：负压引流装置或低负压吸引器、听诊器、一次性治疗巾、快速手消毒液。治疗车下层备医用垃圾桶、生活垃圾桶。
* 检查用物质量及有效期。

携用物至床旁

* 患者身份核对：至少使用两种身份识别方法。
* 患者告知：向患者和 / 或家属告知胃肠减压目的及方法，以取得配合。

身份核对、告知

铺巾 — 清洁鼻腔 — 检查胃管通畅性 — 测量胃管插入的长度 — 润滑胃管
* 铺巾：颌下铺一次性治疗巾。
* 清洁鼻腔：用湿棉签清洁鼻腔。
* 检查胃管通畅性：去除外包装，取出一次性胃管与灌注器，检查胃管是否通畅。

取平卧位，头偏向一侧、半卧位或坐位。

安置体位

插胃管前准备

* 测量胃管插入胃内所需的长度：从前额发际至剑突的长度。一般成人为 45—55 厘米，应根据患者的身高等确定个体化长度，并作好标记。
* 润滑胃管：戴手套，用石蜡油纱布润滑胃管前端。

插胃管 — 确定胃管在胃内 —
固定胃管

* 插胃管:胃管从鼻腔或口腔
  插入胃内,插至咽喉部 10—
  15 厘米时,嘱患者做吞咽动
  作。若患者有恶心、呕吐,暂
  停插入并嘱患者深呼吸;若
  发生呛咳、发绀等现象,应立
  即拔出胃管,休息片刻后再
  插入。
* 确定胃管在胃内:抽出胃液;
  向胃内注入空气,同时将听
  诊器放于剑突下,能听到气
  过水声;将胃管末端放入盛
  水的治疗碗内,无气泡逸出。

注意点

* 观察并记录引流液的颜色、
  量及性状,保持负压状态及
  引流通畅。
* 妥善固定,防止滑脱,观察并
  记录胃管插入的深度,并做
  好交班。
* 胃肠减压期间禁食、禁水,观
  察胃肠功能恢复情况,口腔
  护理每日 2 次。
* 每日更换负压引流装置,对
  长期留置患者根据要求更换
  胃管,从另一侧鼻腔插入。

插胃管

* 固定胃管:将胃管用胶布有
  效固定,确保安全。

注意点 昏迷患者插管时,应
先去除枕头,将患者头部向后
仰,当胃管插至会厌部(约 15
厘米)时,左手托起头部,使下
颌靠近胸骨柄,加大咽部通道
的弧度,利于胃管顺利通过会
厌部。

连接负压引流装置
或低负压吸引器

连接负压引流装置 — 低负压
吸引器使用

* 连接负压引流装置:检查负
  压引流装置密闭性,负压状
  态下连接胃管,妥善固定。
  每日更换负压引流装置。
* 低负压吸引器使用:若为低
  负压吸引器,打开电源开关,
  根据医嘱调节负压,一般调
  至 –7—–5kPa,然后连接胃
  管,注意观察引流管是否通
  畅,妥善固定。

安置患者

宣教注意事项

告知患者和 / 或家属活动或改
变体位时,避免管道受压、折
叠和滑脱。

整理用物、洗手

护理记录

*引流液的颜色、量及性质。
* 胃管留置的日期和时间、胃
  管深度及患者反应。

· 胃肠减压（含插胃管）操作评分标准 ·

项 目		操作要求	评分等级及分值				得分	存在问题
			A	B	C	D		
操作前	目的	解除或者缓解肠梗阻所致的症状。进行胃肠道手术的术前准备，减轻胃肠胀气。术后吸出胃肠内气体和胃内容物，减轻腹胀，减少缝线张力和伤口疼痛，促进伤口愈合，改善胃肠壁血液循环，促进消化功能的恢复。通过胃肠减压引流液，可协助诊断	5	4	3	2—0		
	评估要点	评估1：患者病情、目前诊断、意识状态、治疗情况、心理状况及合作程度	5	4	3	2—0		
		评估2：患者口腔或鼻腔黏膜有无损伤	3	2	1	0		
	护士准备	规范洗手，戴好口罩	3	2	1	0		
	用物准备	备齐用物，放置合理	3	2	1	0		
		检查用物质量及有效期	5	4	3	2—0		
操作过程	身份核对、告知	患者身份核对：至少使用两种身份识别方法	5	4	3	2—0		
		患者告知：向患者和/或家属告知胃肠减压目的及方法，以取得配合	3	2	1	0		
	安置体位	取平卧位，头偏向一侧、半卧位或坐位	3	2	1	0		
	插胃管前准备	铺巾：颌下铺一次性治疗巾	3	2	1	0		
		清洁鼻腔：用湿棉签清洁鼻腔	3	2	1	0		
		检查胃管通畅性：去除外包装，取出一次性胃管与灌注器，检查胃管是否通畅	3	2	1	0		
		测量胃管插入胃内所需的长度：从前额发际至剑突的长度。一般成人为45—55厘米，应根据患者的身高等确定个体化长度，并作好标记▲	8	7—5	4	3—0		
		润滑胃管：戴手套，用石蜡油纱布润滑胃管前端	3	2	1	0		
	插胃管	插胃管：胃管从鼻腔或口腔插入胃内，插至咽喉部10—15厘米时，嘱患者做吞咽动作。若患者有恶心、呕吐，暂停插入并嘱患者深呼吸；若发生呛咳、发绀等现象，应立即拔出胃管，休息片刻后再插入★	10	9—6	5	4—0		
		确定胃管在胃内：抽出胃液；向胃内注入空气，同时将听诊器放于剑突下，能听到气过水声；将胃管末端放入盛水的治疗碗内，无气泡逸出▲	8	7—5	4	3—0		
		固定胃管：用胶布有效固定，确保安全	3	2	1	0		
	连接负压引流装置或低负压吸引器	连接负压引流装置：检查负压引流装置密闭性，负压状态下连接胃管，妥善固定。每日更换负压引流装置	3	2	1	0		
		低负压吸引器使用：若为低负压吸引器，打开电源开关，根据医嘱调节负压，一般调至−7—−5kPa，然后连接胃管，注意观察引流管是否通畅，妥善固定★	10	9—6	5	4—0		
	安置患者	舒适体位、保暖	3	2	1	0		
	宣教注意事项	告知患者和/或家属活动或改变体位时，避免管道受压、折叠和滑脱	3	2	1	0		
操作后	质量评价	操作准确、熟练	5	4	3	2—0		
		注意事项提问，回答正确	5	4	3	2—0		

备注说明 "★"项为核心指标，"▲"项为重要指标，其余项均为普通指标。考核结果＝实际得分／应得总分×100%。

16

普通引流管护理（更换引流袋）操作流程与评分标准

·普通引流管护理（更换引流袋）操作流程·

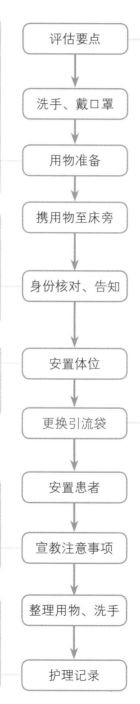

* 治疗盘内备用:手套、消毒棉签、弯盘、镊子、血管钳1把、无菌纱布、一次性引流袋、别针、管道标识。
* 治疗盘外备用:快速手消毒液。治疗车下层备医用垃圾桶、生活垃圾桶。
* 检查用物质量及有效期。

* 患者身份核对:至少使用两种身份识别方法。
* 患者告知:向患者和/或家属告知更换引流袋目的及方法,以取得配合。

* 注意保护患者隐私(操作前使用床帘等遮蔽),保暖。
* 取低半卧位或平卧位。

告知患者和/或家属卧床或活动时引流袋应低于引流部位。改变体位时,注意避免引流管牵拉、折叠和滑脱。

* 引流袋更换的日期和时间。
* 引流液的颜色、性状和量。
* 患者伤口的特殊情况或伴随症状。

评估要点 → 洗手、戴口罩 → 用物准备 → 携用物至床旁 → 身份核对、告知 → 安置体位 → 更换引流袋 → 安置患者 → 宣教注意事项 → 整理用物、洗手 → 护理记录

患者病情、目前诊断、意识状态、治疗情况、心理状况及合作程度。

暴露引流管 — 准备引流袋 — 挤压引流管 — 夹闭引流管 — 消毒引流管接口 — 分离引流管和消毒管口横截面 — 连接引流袋 — 固定引流袋

* 暴露引流管:戴手套,检查伤口,暴露引流管。
* 准备引流袋:打开引流袋外包装,检查引流袋有无破损或管子扭曲,拧紧尾部阀,引流袋挂于床沿,头端反折放于床垫下。
* 挤压引流管:引流袋外包装垫在引流管接口下面,挤压引流管,观察引流管是否通畅。
* 夹闭引流管:用血管钳夹住引流管接口上端3—6厘米处。
* 消毒引流管接口:先将接口环形消毒一周,然后以接口为起点向上纵向消毒2.5厘米(第1根棉签),再将接口环形消毒一周,同法向下纵向消毒2.5厘米(第2根棉签)。
* 分离引流管和消毒管口横截面:取无菌纱布,将引流管脱开,用第3根棉签消毒引流管口横截面。
* 连接引流袋:连接后松开血管钳,挤压引流管,检查管道是否通畅。
* 固定引流袋:保持引流袋的位置低于引流部位。抗反流引流袋每周更换1次。

·普通引流管护理（更换引流袋）操作评分标准·

项目		操作要求	评分等级及分值				得分	存在问题
			A	B	C	D		
操作前	目的	引流气体及液体至体外,减轻局部压力,减少感染因素,促进愈合	5	4	3	2—0		
	评估要点	患者病情、目前诊断、意识状态、治疗情况、心理状况及合作程度	5	4	3	2—0		
	护士准备	规范洗手,戴好口罩	3	2	1	0		
	用物准备	备齐用物,放置合理	3	2	1	0		
		检查用物质量及有效期	5	4	3	2—0		
操作过程	身份核对、告知	患者身份核对:至少使用两种身份识别方法	5	4	3	2—0		
		患者告知:向患者和/或家属告知更换引流袋目的及方法,以取得配合	3	2	1	0		
	安置体位	注意保护患者隐私(操作前使用床帘等遮蔽),保暖	3	2	1	0		
		取低半卧位或平卧位	3	2	1	0		
	更换引流袋	暴露引流管:戴手套,检查伤口,暴露引流管	3	2	1	0		
		准备引流袋:打开引流袋外包装,检查引流袋有无破损或管子扭曲,拧紧尾部阀,引流袋挂于床沿,头端反折放于床垫下	3	2	1	0		
		挤压引流管:引流袋外包装垫在引流管接口下面,挤压引流管,观察引流管是否通畅★	10	9—6	5	4—0		
		夹闭引流管:用血管钳夹住引流管接口上端3—6厘米处	3	2	1	0		
		消毒引流管接口:先将接口环形消毒一周,然后以接口为起点向上纵向消毒2.5厘米(第1根棉签),再将接口环形消毒一周,同法向下纵向消毒2.5厘米(第2根棉签)▲	8	7—5	4	3—0		
		分离引流管和消毒管口横截面:取无菌纱布,将引流管脱开,用第3根棉签消毒引流管口横截面▲	8	7—5	4	3—0		
		连接引流袋:连接后松开血管钳,挤压引流管,检查管道是否通畅	3	2	1	0		
		固定引流袋:保持引流袋的位置低于引流部位。抗反流引流袋每周更换1次	3	2	1	0		
	安置患者	舒适体位、保暖	3	2	1	0		
	宣教注意事项	告知患者和/或家属卧床或活动时引流袋应低于引流部位。改变体位时,注意避免引流管牵拉、折叠和滑脱	3	2	1	0		
操作后	质量评价	操作准确、熟练	5	4	3	2—0		
		注意事项提问,回答正确	5	4	3	2—0		

备注说明 "★"项为核心指标,"▲"项为重要指标,其余项均为普通指标。考核结果 = 实际得分 / 应得总分 ×100%。

17

胸腔闭式引流管护理（更换水封瓶）操作流程与评分标准

· 胸腔闭式引流管护理（更换水封瓶）操作流程 ·

评估要点 —— * 评估1：患者病情、目前诊断、意识状态、治疗情况、心理状况及合作程度。
* 评估2：水封瓶的水柱波动情况及有无漏气。

洗手、戴口罩

用物准备 —— * 治疗盘内备用：手套、消毒棉球、弯盘、镊子、血管钳2把、无菌纱布、别针、管道标识。
* 治疗盘外备用：一次性水封瓶、外用生理盐水、一次性治疗巾、快速手消毒液。治疗车下层备医用垃圾桶、生活垃圾桶。
* 检查用物质量及有效期。

按无菌操作在水封瓶内倒入生理盐水，水量以水柱波动4—6厘米为宜，盖紧瓶塞，保持直立，做好液平面的标记，注明日期。 —— 准备水封瓶

携用物至床旁

* 患者身份核对：至少使用两种身份识别方法。
* 患者告知：向患者和/或家属告知更换水封瓶目的及方法，以取得配合。 —— 身份核对、告知 —— 水封瓶准备 — 暴露引流管 — 观察水柱波动 — 挤压引流管 — 夹闭引流管 — 消毒引流管接口 — 分离引流管和消毒管口横截面 — 连接水封瓶
* 水封瓶准备：将水封瓶放于安全位置，避免意外踢倒。水封瓶低于胸腔60—100厘米，头端反折于床垫下。

* 注意保护患者隐私（操作前使用床帘等遮蔽），保暖。
* 取低半卧位或平卧位。 —— 安置体位 —— * 暴露引流管：戴手套，检查伤口，暴露引流管。
* 观察水柱波动：有无气泡逸出。

更换水封瓶 —— * 挤压引流管：将一次性治疗巾垫在引流管接口处，挤压引流管，观察引流管是否通畅。

注意点

* 术后患者血压平稳,应取半卧位,以利于引流。

* 水封瓶放置应低于胸腔引流处60—100厘米,水封瓶长管在无菌生理盐水水面下3—4厘米,保持引流系统连接紧密,无漏气。

* 引流管长度应合适,更换体位或活动时,避免受压、扭曲及滑脱。

* 保持引流管通畅,注意观察引流液的颜色、量及性质,若引流量增多,应及时通知医师。

* 搬运患者时,先用两把血管钳双重相对夹闭胸腔引流管,再将水封瓶放在床上,利于搬动患者(若水封瓶内持续有气泡逸出,禁止长时间夹管)。鼓励患者深呼吸与咳嗽。

* 拔除引流管后24小时内应密切观察患者有无胸闷、憋气、呼吸困难、气胸、皮下气肿等。观察局部有无渗血、渗液,若有变化,应及时报告医师处理。

* 若水封瓶破裂或连接处脱开,应立即将引流管反折,然后用血管钳夹闭后更换新的装置。若引流管从胸部伤口脱出,应立即用手捏闭伤口处皮肤,消毒后用无菌敷料封闭伤口,立即通知医师处理。

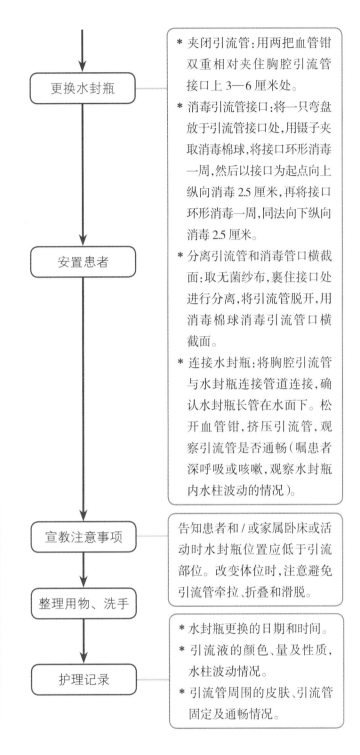

更换水封瓶

* 夹闭引流管:用两把血管钳双重相对夹住胸腔引流管接口上3—6厘米处。

* 消毒引流管接口:将一只弯盘放于引流管接口处,用镊子夹取消毒棉球,将接口环形消毒一周,然后以接口为起点向上纵向消毒2.5厘米,再将接口环形消毒一周,同法向下纵向消毒2.5厘米。

* 分离引流管和消毒管口横截面:取无菌纱布,裹住接口处进行分离,将引流管脱开,用消毒棉球消毒引流管口横截面。

* 连接水封瓶:将胸腔引流管与水封瓶连接管道连接,确认水封瓶长管在水面下。松开血管钳,挤压引流管,观察引流管是否通畅(嘱患者深呼吸或咳嗽,观察水封瓶内水柱波动的情况)。

安置患者

宣教注意事项

告知患者和/或家属卧床或活动时水封瓶位置应低于引流部位。改变体位时,注意避免引流管牵拉、折叠和滑脱。

整理用物、洗手

护理记录

* 水封瓶更换的日期和时间。

* 引流液的颜色、量及性质,水柱波动情况。

* 引流管周围的皮肤、引流管固定及通畅情况。

·胸腔闭式引流管护理（更换水封瓶）操作评分标准·

项	目	操作要求	A	B	C	D	得分	存在问题
			评分等级及分值				得分	存在问题
操作前	目的	保持引流通畅,维持胸腔内压力,防止逆行感染	5	4	3	2—0		
	评估要点	评估1:患者病情、目前诊断、意识状态、治疗情况、心理状况及合作程度	5	4	3	2—0		
		评估2:水封瓶的水柱波动情况及有无漏气	3	2	1	0		
	护士准备	规范洗手,戴好口罩	3	2	1	0		
	用物准备	备齐用物,放置合理	3	2	1	0		
		检查用物质量及有效期	5	4	3	2—0		
	准备水封瓶	按无菌操作在水封瓶内倒入生理盐水,水量以水柱波动4—6厘米为宜,盖紧瓶塞,保持直立,做好液平面的标记,注明日期	3	2	1	0		
操作过程	身份核对、告知	患者身份核对:至少使用两种身份识别方法	5	4	3	2—0		
		患者告知:向患者和/或家属告知更换水封瓶目的及方法,以取得配合	3	2	1	0		
	安置体位	注意保护患者隐私(操作前使用床帘等遮蔽),保暖	3	2	1	0		
		取低半卧位或平卧位	3	2	1	0		
	更换水封瓶	水封瓶准备:将水封瓶放于安全位置,避免意外踢倒。水封瓶低于胸腔60—100厘米,头端反折于床垫下	3	2	1	0		
		暴露引流管:戴手套,检查伤口,暴露引流管	3	2	1	0		
		观察水柱波动:有无气泡逸出	3	2	1	0		
		挤压引流管:将一次性治疗巾垫在引流管接口处,挤压引流管,观察引流管是否通畅★	10	9—6	5	4—0		
		夹闭引流管:用两把血管钳双重相对夹住胸腔引流管接口上3—6厘米处	3	2	1	0		
		消毒引流管接口:将一只弯盘放于引流管接口处,用镊子夹取消毒棉球,将接口环形消毒一周,然后以接口为起点向上纵向消毒2.5厘米,再将接口环形消毒一周,同法向下纵向消毒2.5厘米▲	8	7—5	4	3—0		
		分离引流管和消毒管口横截面:取无菌纱布,裹住接口处进行分离,将引流管脱开,用消毒棉球消毒引流管口横截面▲	8	7—5	4	3—0		
		连接水封瓶:将胸腔引流管与水封瓶连接管道连接,确认水封瓶长管在水面下。松开血管钳,挤压引流管,观察引流管是否通畅	3	2	1	0		
	安置患者	舒适体位、保暖	3	2	1	0		
	宣教注意事项	告知患者和/或家属卧床或活动时水封瓶位置应低于引流部位。改变体位时,注意避免引流管牵拉、折叠和滑脱	3	2	1	0		
操作后	质量评价	操作准确、熟练	5	4	3	2—0		
		注意事项提问,回答正确	5	4	3	2—0		

备注说明 "★"项为核心指标,"▲"项为重要指标,其余项均为普通指标。考核结果＝实际得分/应得总分×100%。

18 女患者留置导尿操作流程与评分标准

·女患者留置导尿操作流程·

* 评估 1：患者病情、目前诊断、意识状态、心理状况、生活自理能力及合作程度。
* 评估 2：患者膀胱充盈度、会阴部皮肤黏膜及清洁度。

评估要点

↓

洗手、戴口罩

↓

用物准备

* 治疗盘内备用：一次性导尿包、生理盐水 1—2 支、别针、管道标识。
* 治疗盘外备用：一次性垫巾、快速手消毒液。治疗车下层备医用垃圾桶、生活垃圾桶、锐器盒。
* 检查用物质量及有效期。

↓

携用物至床旁

↓

身份核对、告知

* 患者身份核对：至少使用两种身份识别方法。
* 患者告知：向患者和 / 或家属告知导尿目的及方法，以取得配合。

铺巾 — 准备消毒棉球 — 初次消毒

* 铺巾：将一次性垫巾铺于臀下。
* 准备消毒棉球：打开一次性导尿包，戴手套，打开一次性聚维酮碘棉球放于弯盘内，放于近会阴处。
* 初次消毒：用左手拇指、食指分开小阴唇向上提并固定，消毒顺序应自上而下、由外向内（阴阜 — 左、右大阴唇 — 左、右小阴唇 — 尿道口 — 肛门）。每个棉球限用一次。

安置体位

* 注意保护患者隐私（操作前使用床帘等遮蔽），保暖。
* 取仰卧位，脱去对侧裤腿盖在近侧腿上，对侧腿盖被保暖，清洁外阴（能自理者可嘱其先清洗外阴），两腿屈膝分开，充分暴露外阴。

↓

初次消毒

↓

导尿前准备

打开导尿包 — 铺洞巾 — 准备消毒棉球 — 准备导尿管与引流袋

* 打开导尿包：按无菌操作打开导尿包。
* 铺洞巾：将一次性洞巾铺于会阴部。
* 准备消毒棉球：更换无菌手套，打开一次性聚维酮碘棉球放于弯盘内，放于近会阴处。

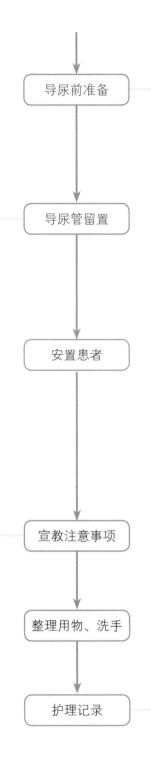

再次消毒—插导尿管—固定引流袋

* 再次消毒:用左手拇指、食指分开小阴唇向上提并固定,消毒顺序应自上而下、由内向外(尿道口—左、右小阴唇—尿道口)。

* 插导尿管:嘱患者深呼吸,更换镊子,将导尿管插入尿道口4—6厘米,见尿液后再插入5—7厘米(根据患者情况酌情调整深度),气囊内注入生理盐水10—15毫升,轻拉导尿管遇阻力即可,按需要留取尿液标本。

* 固定引流袋:将一次性尿袋挂于近侧床沿。

注意点 导尿管误插入阴道时,应更换导尿管,然后重新插管。一次性放尿<1000毫升,以免发生虚脱和血尿现象。

* 告知患者和/或家属多饮水的重要性,每天尿量应在2000毫升以上,起到自然冲洗尿道的作用。

* 避免导尿管受压、扭曲和堵塞,保持引流管通畅。

* 引流袋应低于耻骨联合处,防止尿液逆流引起尿路感染。

* 采用间歇夹管的方法训练膀胱功能(夹闭导尿管,每3—4小时开放1次),使膀胱定时充盈和排空。

导尿前准备

导尿管留置

安置患者

宣教注意事项

整理用物、洗手

护理记录

* 准备导尿管与引流袋:测试导尿管气囊,然后用石蜡油棉球润滑导尿管前端,将导尿管与引流袋连接,关闭引流袋开关。

留置导尿管患者的护理

* 保持尿道口清洁,用消毒棉球擦拭外阴及尿道口,每天1—2次。排便后及时清洗肛门及会阴部。

* 注意观察并及时排空尿袋中的尿液,并记录尿量。通常每周更换尿袋1—2次,若有尿液性质、颜色改变,应及时更换。

* 定期更换导尿管,导尿管的更换频率通常根据导尿管的材质确定,一般为1—4周更换1次。

* 留置导尿期间,病情允许的情况下,应鼓励患者每日摄入水分2000毫升以上(包括口服和静脉输液等),促进膀胱功能的恢复。

* 注意患者的主诉并观察尿液情况,发现尿液混浊、沉淀、有结晶时,应及时告知医师处理,每周检查尿常规1次。

* 导尿日期和时间,尿液颜色、尿量及性质。

* 拔管后第一次排尿的时间及排尿情况。

· 女患者留置导尿操作评分标准 ·

项目		操作要求	评分等级及分值				得分	存在问题
			A	B	C	D		
操作前	目的	为尿潴留患者引流出尿液,以减轻痛苦。协助临床诊断,如留取未受污染的尿液标本作细菌培养。测量膀胱容量、压力及检查残余尿液;进行尿道或膀胱造影等。为膀胱肿瘤患者进行膀胱化疗	5	4	3	2—0		
	评估要点	评估1:患者病情、目前诊断、意识状态、心理状况、生活自理能力及合作程度	5	4	3	2—0		
		评估2:患者膀胱充盈度、会阴部皮肤黏膜及清洁度	3	2	1	0		
	护士准备	规范洗手,戴好口罩	3	2	1	0		
	用物准备	备齐用物,放置合理	3	2	1	0		
		检查用物质量及有效期	5	4	3	2—0		
操作过程	身份核对、告知	患者身份核对:至少使用两种身份识别方法	5	4	3	2—0		
		患者告知:向患者和/或家属告知导尿目的及方法,以取得配合	3	2	1	0		
	安置体位	注意保护患者隐私(操作前使用床帘等遮蔽),保暖	3	2	1	0		
		取仰卧位,脱去对侧裤腿盖在近侧腿上,对侧腿盖被保暖,清洁外阴(能自理者可嘱其先清洗外阴),两腿屈膝分开,充分暴露外阴	3	2	1	0		
	初次消毒	铺巾:将一次性垫巾铺于臀下	3	2	1	0		
		准备消毒棉球:打开一次性导尿包,戴手套,打开一次性聚维酮碘棉球放于弯盘内,放于近会阴处	3	2	1	0		
		初次消毒:用左手拇指、食指分开小阴唇向上提并固定,消毒顺序应自上而下、由外向内(阴阜—左、右大阴唇—左、右小阴唇—尿道口—肛门)。每个棉球限用一次▲	8	7—5	4	3—0		
	导尿前准备	打开导尿包:按无菌操作打开导尿包	3	2	1	0		
		铺洞巾:将一次性洞巾铺于会阴部	3	2	1	0		
		准备消毒棉球:更换无菌手套,打开一次性聚维酮碘棉球放于弯盘内,放于近会阴处	3	2	1	0		
		准备导尿管与引流袋:测试导尿管气囊,然后用石蜡油棉球润滑导尿管前端,将导尿管与引流袋连接,关闭引流袋开关	3	2	1	0		
		再次消毒:用左手拇指、食指分开小阴唇向上提并固定,消毒顺序应自上而下、由内向外(尿道口—左、右小阴唇—尿道口)▲	8	7—5	4	3—0		
	导尿管留置	插导尿管:嘱患者深呼吸,更换镊子,将导尿管插入尿道口4—6厘米,见尿液后再插入5—7厘米(根据患者情况酌情调整深度),气囊内注入生理盐水10—15毫升,轻拉导尿管遇阻力即可,按需要留取尿液标本★	10	9—6	5	4—0		
		固定引流袋:将一次性尿袋挂于近侧床沿	3	2	1	0		
		(注意点)一次性放尿<1000毫升,以免发生虚脱和血尿现象	3	2	1	0		
	安置患者	舒适体位、保暖	3	2	1	0		
	宣教注意事项	告知患者和/或家属多饮水的重要性,每天尿量应在2000毫升以上,起到自然冲洗尿道的作用。避免导尿管受压、扭曲和堵塞,保持引流管通畅。引流袋应低于耻骨联合处,防止尿液逆流引起尿路感染。采用间歇夹管的方法训练膀胱功能(夹闭导尿管,每3—4小时开放1次),使膀胱定时充盈和排空	3	2	1	0		
操作后	质量评价	操作准确、熟练	5	4	3	2—0		
		注意事项提问,回答正确	5	4	3	2—0		

备注说明 "★"项为核心指标,"▲"项为重要指标,其余项均为普通指标。考核结果 = 实际得分 / 应得总分 ×100%。

19 男患者留置导尿操作流程与评分标准

· 男患者留置导尿操作流程 ·

* 评估 1：患者病情、目前诊断、意识状态、心理状况、生活自理能力及合作程度。
* 评估 2：患者膀胱充盈度、会阴部皮肤黏膜及清洁度。

评估要点

↓

洗手、戴口罩

↓

用物准备

* 治疗盘内备用：一次性导尿包、生理盐水 1—2 支、别针、管道标识。
* 治疗盘外备用：一次性垫巾、快速手消毒液。治疗车下层备医用垃圾桶、生活垃圾桶、锐器盒。
* 检查用物质量及有效期。

* 患者身份核对：至少使用两种身份识别方法。
* 患者告知：向患者和 / 或家属告知导尿目的及方法，以取得配合。

↓

携用物至床旁

↓

身份核对、告知

铺巾 — 准备消毒棉球 — 初次消毒
*铺巾：将一次性垫巾铺于臀下。
*准备消毒棉球：打开一次性导尿包，戴无菌手套，打开一次性聚维酮碘棉球放于弯盘内，置于近会阴处。
*初次消毒：消毒顺序应自上而下、由外向内（阴阜 — 阴茎背侧 — 阴茎腹侧 — 阴囊，再用无菌纱布裹住阴茎将包皮向后推，暴露尿道外口，自尿道口向外向后旋转，擦拭消毒尿道口龟头、状沟数次）。每个棉球限用 1 次。

* 注意保护患者隐私（操作前使用床帘等遮蔽），保暖。
* 取仰卧位，脱去对侧裤腿盖在近侧腿上，对侧腿盖被保暖，清洁外阴（能自理者可嘱其先清洗外阴），两腿伸直分开，充分暴露外阴。

↓

安置体位

↓

初次消毒

打开导尿包 — 铺洞巾 — 准备消毒棉球 — 准备导尿管与引流袋
*打开导尿包：按无菌技术打开导尿包。
*铺洞巾：将一次性洞巾铺于会阴部。
*准备消毒棉球：戴无菌手套，打开一次性聚维酮碘棉球放于弯盘内，置于近会阴处。

↓

导尿前准备

*准备导尿管与引流袋：测试导尿管气囊，然后用石蜡油棉球润滑导尿管前端，将导尿管与引流袋连接，关闭引流袋开关。

再次消毒 — 插导尿管 — 固定引流袋

* 再次消毒:左手用无菌纱布裹住阴茎将包皮向后推,露出尿道外口,自尿道口向外向后旋转依次消毒尿道口 — 龟头 — 冠状沟 — 尿道口。

* 告知患者和 / 或家属多饮水的重要性,每天尿量应在 2000 毫升以上,起到自然冲洗尿道的作用。
* 避免导尿管受压、扭曲和堵塞,保持引流管通畅。
* 引流袋应低于耻骨联合处,防止尿液逆流引起尿路感染。
* 采用间歇夹管的方法训练膀胱功能(夹闭导尿管,每 3—4 小时开放 1 次),使膀胱定时充盈和排空。

* 导尿日期和时间,尿液颜色、尿量及性质。
* 拔管后第一次排尿的时间及排尿情况。

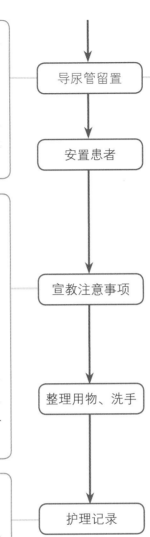

导尿管留置

安置患者

宣教注意事项

整理用物、洗手

护理记录

* 插导尿管:左手用无菌纱布裹住提起阴茎,使之与腹部成60度角,使耻骨前弯消失,利于插管。嘱患者深呼吸,更换镊子夹住导尿管对准尿道口轻轻插入 20—22 厘米,见尿液流出后再插入 5—7 厘米(视情况调整插入长度,操作中观察患者反应),左手固定导尿管,气囊内注水 10—15 毫升,右手轻轻回拉导尿管遇阻力即可,按需要留取尿标本。
* 固定引流袋:将一次性尿袋挂于近侧床沿。

留置导尿管患者的处理

* 保持尿道口清洁,男患者用消毒棉球擦拭尿道口、龟头及包皮,每天 1—2 次。排便后及时清洗肛门及会阴部皮肤。
* 注意观察并及时排空尿袋中的尿液,并记录尿量。通常每周更换尿袋 1—2 次,若有尿液性状、颜色改变,应及时更换。
* 定期更换导尿管,导尿管的更换频率通常根据导尿管的材质决定,一般为 1—4 周更换 1 次。
* 留置导尿期间,病情允许的情况下,应鼓励患者每日摄入水分 2000 毫升以上(包括口服和静脉输液等),促进膀胱功能的恢复。
* 注意患者的主诉并观察尿液情况,发现尿液混浊、沉淀、有结晶时,应及时处理,每周检查尿常规 1 次。

·男患者留置导尿操作评分标准·

项	目	操作要求	A	B	C	D	得分	存在问题
			评分等级及分值					
操作前	目的	为尿潴留患者引流出尿液,以减轻痛苦。协助临床诊断,如留取未受污染的尿标本作细菌培养。测量膀胱容量、压力及检查残余尿液;进行尿道或膀胱造影等。为膀胱肿瘤患者进行膀胱化疗	5	4	3	2—0		
	评估要点	评估1:患者病情、目前诊断、意识状态、心理状况、生活自理能力及合作程度	5	4	3	2—0		
		评估2:患者膀胱充盈度、会阴部皮肤黏膜及清洁度	3	2	1	0		
	护士准备	规范洗手,戴好口罩	3	2	1	0		
	用物准备	备齐用物,放置合理	3	2	1	0		
		检查用物质量及有效期	5	4	3	2—0		
操作过程	身份核对、告知	患者身份核对:至少使用两种身份识别方法	5	4	3	2—0		
		患者告知:向患者和/或家属告知导尿目的及方法,以取得配合	3	2	1	0		
	安置体位	注意保护患者隐私(操作前使用床帘等遮蔽),保暖	3	2	1	0		
		取仰卧位,脱去对侧裤腿盖在近侧腿上,对侧腿盖被保暖,清洁外阴(能自理者可嘱其先清洗外阴),两腿伸直分开,充分暴露外阴	3	2	1	0		
	初次消毒	铺巾:将一次性垫巾铺于臀下	3	2	1	0		
		准备消毒棉球:打开一次性导尿包,戴无菌手套,打开一次性聚维酮碘棉球放于弯盘内,置于近会阴处	3	2	1	0		
		初次消毒:消毒顺序应自上而下、由外向内(阴阜—阴茎背侧—阴茎腹侧—阴囊,再用无菌纱布裹住阴茎向后推,暴露尿道外口,自尿道口向外向后旋转,擦拭消毒尿道口龟头、状沟数次)。每个棉球限用1次▲	8	7—5	4	3—0		
	导尿前准备	打开导尿包:按无菌技术打开导尿包	3	2	1	0		
		铺洞巾:将一次性洞巾铺于会阴部	3	2	1	0		
		准备消毒棉球:戴无菌手套,打开一次性聚维酮碘棉球放于弯盘内,置于近会阴处	3	2	1	0		
		准备导尿管与引流袋:测试导尿管气囊,然后用石蜡油棉球润滑导尿管前端,将导尿管与引流袋连接,关闭引流袋开关	3	2	1	0		
	导尿管留置	再次消毒:左手用无菌纱布裹住阴茎将包皮向后推,露出尿道外口,自尿道口向外向后旋转依次消毒尿道口—龟头—冠状沟—尿道口▲	8	7—5	4	3—0		
		插导尿管:左手用无菌纱布裹住提起阴茎,使之与腹部成60度角,使耻骨前弯消失,利于插管。嘱患者深呼吸,更换镊子夹住导尿管对准尿道口轻轻插入20—22厘米,见尿液流出再插入5—7厘米(视情况调整插入长度,操作中观察患者反应),左手固定导尿管,气囊内注水10—15毫升,右手轻轻回拉导尿管遇有阻力即可,按需要留取尿标本★	10	9—6	5	4—0		
		固定引流袋:将一次性尿袋挂于近侧床沿	3	2	1	0		
	安置患者	舒适体位、保暖	3	2	1	0		
	宣教注意事项	告知患者和/或家属多饮水的重要性,每天尿量应在2000毫升以上,起到自然冲洗尿道的作用。避免导尿管受压、扭曲和堵塞,保持引流管通畅。引流袋应低于耻骨联合处,防止尿液逆流引起尿路感染。采用间歇夹管的方法训练膀胱功能(夹闭导尿管,每3—4小时开放1次),使膀胱定时充盈和排空	3	2	1	0		
操作后	质量评价	操作准确、熟练	5	4	3	2—0		
		注意事项提问,回答正确	5	4	3	2—0		

备注说明 "★"项为核心指标,"▲"项为重要指标,其余项均为普通指标。考核结果=实际得分/应得总分×100%。

20 膀胱冲洗操作流程与评分标准

· 膀胱冲洗操作流程 ·

患者病情、目前诊断、意识状态、治疗情况、心理状况及合作程度。 — 评估要点

↓

洗手、戴口罩

↓

用物准备

* 治疗盘内备用:手套、消毒棉签、胶布、一次性冲洗器。
* 治疗盘外备用:按医嘱准备膀胱冲洗液(温度38—40摄氏度)、"膀胱冲洗"警示标识牌、快速手消毒液。治疗车下层备医用垃圾桶、生活垃圾桶。
* 检查用物质量及有效期。

↓

携用物至床旁

↓

* 患者身份核对:至少使用两种身份识别方法。
* 患者告知:向患者和/或家属告知膀胱冲洗目的及方法,以取得配合。 — 身份核对、告知

↓

* 保护患者隐私(操作前使用床帘等遮蔽),保暖。
* 取平卧位。 — 安置体位

↓

准备膀胱冲洗液—悬挂标识牌—排空膀胱
* 准备膀胱冲洗液:将冲洗液挂在输液架上,排气后关闭导管,液面距床面60厘米。
* 悬挂标识牌:将"膀胱冲洗"警示标识牌挂于输液架上。
* 告知患者排空膀胱。

膀胱冲洗前准备

↓

连接导尿管—调节滴速—持续冲洗—观察冲出液—询问患者
* 连接导尿管:消毒导尿管接头端后,将导尿管与Y型管连接。
* 调节滴速:根据冲出液的颜色或遵医嘱调节,一般为80—100滴/分。
* 持续冲洗:当滴入200—300毫升或患者有尿意时即关闭冲洗管,放开引流管,反复冲洗(若滴入的液体中含药液,应在膀胱内保留15—30分钟后再引流至体外,或根据需要再延长保留时间)。 — 膀胱冲洗

* 观察冲出液:注意冲出液的颜色、量、性质的变化,若冲出液的颜色鲜红或病情突然变化,应及时报告医师。
* 询问患者:在冲洗过程中,询问患者感受,观察患者的反应。

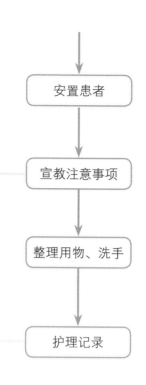

告知患者和／或家属注意避免
引流管牵拉、折叠和滑脱。每
天饮水量应保证在 2000 毫升
左右，以产生足够的尿量冲洗
尿路，预防感染的发生。

安置患者

宣教注意事项

整理用物、洗手

护理记录

* 膀胱冲洗液出入量、管道通
　畅情况。
* 冲出液颜色、性质。
* 患者主诉。

注意点

* 严格执行无菌技术操作。
* 避免用力回抽造成黏膜损伤。
　若引流的液体量少于灌入的
　液体量，应考虑是否有血块或
　脓液阻塞，可增加冲洗次数或
　更换导尿管。
* 冲洗时嘱患者深呼吸，尽量放
　松，以减少疼痛。若患者出现
　腹痛、腹胀、膀胱剧烈收缩等
　情况，应暂停冲洗。
* 冲洗后若出血较多或血压下
　降，应立即报告医师给予处
　理，并注意准确记录冲出液量
　及性质。

· 膀胱冲洗操作评分标准 ·

项 目		操作要求	评分等级及分值				得分	存在问题
			A	B	C	D		
操作前	目的	对留置导尿管的患者,保持其尿液引流通畅。清除膀胱内的血凝块、黏液、细菌等异物,预防感染。治疗某些膀胱疾病,如膀胱炎、膀胱肿瘤等	5	4	3	2—0		
	评估要点	患者病情、目前诊断、意识状态、治疗情况、心理状况及合作程度	5	4	3	2—0		
	护士准备	规范洗手,戴好口罩	3	2	1	0		
	用物准备	备齐用物,放置合理	3	2	1	0		
		检查用物质量及有效期	5	4	3	2—0		
操作过程	身份核对、告知	患者身份核对:至少使用两种身份识别方法	5	4	3	2—0		
		患者告知:向患者和 / 或家属告知膀胱冲洗目的及方法,以取得配合	3	2	1	0		
	安置体位	注意保护患者隐私(操作前使用床帘等遮蔽),保暖	3	2	1	0		
		取平卧位	3	2	1	0		
	膀胱冲洗前准备	准备膀胱冲洗液:将冲洗液挂在输液架上,排气后关闭导管,液面距床面60 厘米▲	8	7—5	4	3—0		
		悬挂标识牌:将 "膀胱冲洗液" 警示标识牌挂于输液架上	3	2	1	0		
		告知患者排空膀胱	3	2	1	0		
	膀胱冲洗	连接导尿管:消毒导尿管接头端后,将导尿管与 Y 型管连接	3	2	1	0		
		调节滴速:根据冲出液的颜色或遵医嘱调节,一般为 80—100 滴 / 分★	10	9—6	5	4—0		
		持续冲洗:当滴入 200—300 毫升或患者有尿意时即关闭冲洗管,放开引流管,反复冲洗(若滴入的液体中含药液,应在膀胱内保留 15—30 分钟后再引流至体外,或根据需要再延长保留时间)▲	8	7—5	4	3—0		
		观察冲出液:注意冲出液的颜色、量、性质的变化,若冲出液的颜色鲜红或病情突然变化,应及时报告医师	3	2	1	0		
		询问患者:在冲洗过程中,询问患者感受,观察患者的反应	3	2	1	0		
	安置患者	舒适体位、保暖	3	2	1	0		
	宣教注意事项	告知患者和 / 或家属注意避免引流管牵拉、折叠和滑脱。每天饮水量应保证在 2000 毫升左右,以产生足够的尿量冲洗尿路,预防感染的发生	3	2	1	0		
操作后	质量评价	操作准确、熟练	5	4	3	2—0		
		注意事项提问,回答正确	5	4	3	2—0		

备注说明 "★"项为核心指标,"▲"项为重要指标,其余项均为普通指标。考核结果 = 实际得分 / 应得总分 ×100%。

第五章

排泄技术

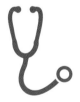

21 大量不保留灌肠操作流程与评分标准

· 大量不保留灌肠操作流程 ·

评估要点 —— 患者病情、目前诊断、意识状态、治疗情况、心理状况、排便情况及合作程度。

洗手、戴口罩

用物准备 ——
* 治疗盘内备用:一次性灌肠袋、一次性肛管、手套、弯盘、血管钳、纱布 2 块(其中石蜡油纱布 1 块)、水温计。
* 治疗盘外备用:按医嘱准备灌肠液(温度 39—41 摄氏度,降温时用28—32摄氏度、中暑用 4 摄氏度)、一次性治疗巾、便盆、纸巾数张、快速手消毒液。治疗车下层备医用垃圾桶、生活垃圾桶。
* 检查用物质量及有效期。

携用物至床旁

身份核对、告知 ——
* 患者身份核对:至少使用两种身份识别方法。
* 患者告知:向患者和 / 或家属告知大量不保留灌肠目的及方法,以取得配合。

安置体位 ——
* 注意保护患者隐私(操作前使用床帘等遮蔽),保暖。
* 取左侧卧位。

灌肠前准备 ——

准备灌肠液 — 暴露臀部 — 铺巾 — 润滑肛管 — 排气 — 准备弯盘和卫生纸
* 准备灌肠液:将灌肠液挂在输液架上,液面与肛门距离为 40—60 厘米(伤寒患者灌肠时,液面与肛门距离 < 30 厘米,液量 < 500 毫升)。
* 暴露臀部:将臀部移至床沿,褪裤至臀下,双膝屈曲。
* 铺巾:将一次性治疗巾铺于臀下。
* 润滑肛管:戴手套,用石蜡油纱布润滑肛管前端。
* 排气:将肛管内空气排尽后关闭调节器。
* 准备弯盘和卫生纸:将弯盘放于臀边,备好卫生纸。

插肛管 — 灌入灌肠液 — 观察液面和患者 — 拔除肛管 — 保留时间

* 插肛管:戴手套,左手分开肛门,右手轻轻将肛管插入肛门 7—10 厘米(小儿为 4—7 厘米),固定肛管。
* 灌入灌肠液:一手固定肛管,然后打开调节器,缓慢灌入灌肠液,不宜过快。
* 观察液面和患者:在灌肠过程中,密切观察液面下降的速度和患者反应。
* 拔除肛管:灌肠完毕后夹紧调节器,取卫生纸包住肛管,轻轻拔除肛管放入医用垃圾桶,擦净肛门。
* 保留时间:嘱患者尽可能卧床保留 5—10 分钟。

注意点

* 妊娠、急腹症、严重心血管疾病等患者严禁灌肠。
* 伤寒患者灌肠时溶液不超过 500 毫升,压力要低(液面不超过肛门 30 厘米)。
* 肝昏迷患者灌肠,禁用肥皂水,以减少氨的产生和吸收;充血性心力衰竭和水钠潴留患者禁用 0.9% 氯化钠溶液灌肠。

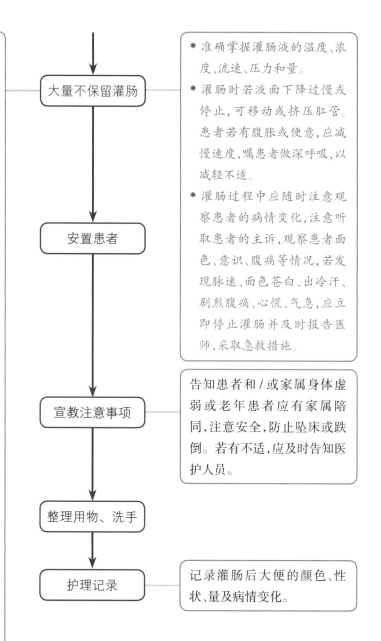

大量不保留灌肠

* 准确掌握灌肠液的温度、浓度、流速、压力和量。
* 灌肠时若液面下降过慢或停止,可移动或挤压肛管。患者若有腹胀或便意,应减慢速度,嘱患者做深呼吸,以减轻不适。
* 灌肠过程中应随时注意观察患者的病情变化,注意听取患者的主诉,观察患者面色、意识、腹痛等情况,若发现脉速、面色苍白、出冷汗、剧烈腹痛、心慌、气急,应立即停止灌肠并及时报告医师,采取急救措施。

安置患者

宣教注意事项

告知患者和/或家属身体虚弱或老年患者应有家属陪同,注意安全,防止坠床或跌倒。若有不适,应及时告知医护人员。

整理用物、洗手

护理记录

记录灌肠后大便的颜色、性状、量及病情变化。

· 大量不保留灌肠操作评分标准 ·

项 目		操作要求	评分等级及分值				得分	存在问题
			A	B	C	D		
操作前	目的	解除便秘、肠胀气。为肠道手术、检查或分娩做准备。稀释并清除肠道内的有害物质,减轻中毒。灌入低温液体,为高热患者降温	5	4	3	2—0		
	评估要点	患者病情、目前诊断、意识状态、治疗情况、心理状况、排便情况及合作程度	5	4	3	2—0		
	护士准备	规范洗手,戴好口罩	3	2	1	0		
	用物准备	备齐用物,放置合理	3	2	1	0		
		检查用物质量及有效期	5	4	3	2—0		
操作过程	身份核对、告知	患者身份核对:至少使用两种身份识别方法	5	4	3	2—0		
		患者告知:向患者和/或家属告知大量不保留灌肠目的及方法,以取得配合	3	2	1	0		
	安置体位	保护患者隐私(操作前使用床帘等遮蔽),保暖	3	2	1	0		
		取左侧卧位	3	2	1	0		
	灌肠前准备	准备灌肠液:将灌肠液挂在输液架上,液面与肛门距离为 40—60 厘米(伤寒患者灌肠时,液面与肛门距离 < 30 厘米,液量 < 500 毫升)▲	8	7—5	4	3—0		
		暴露臀部:将臀部移至床沿,脱裤至臀下,双膝屈曲	3	2	1	0		
		铺巾:将一次性治疗巾铺于臀下	3	2	1	0		
		润滑肛管:戴手套,用石蜡油纱布润滑肛管前端	3	2	1	0		
		排气:将肛管内空气排尽后关闭调节器	3	2	1	0		
		准备弯盘和卫生纸:将弯盘放于臀边,备好卫生纸	3	2	1	0		
	大量不保留灌肠	插肛管:戴手套,左手分开肛门,右手轻轻将肛管插入肛门 7—10 厘米(小儿为 4—7 厘米),固定肛管★	10	9—6	5	4—0		
		灌入灌肠液:一手固定肛管,然后打开调节器,缓慢灌入灌肠液,不宜过快	3	2	1	0		
		观察液面和患者:在灌肠过程中,密切观察液面下降的速度和患者反应▲	8	7—5	4	3—0		
		拔肛管:灌肠完毕后夹紧调节器,取卫生纸包住肛管,轻轻拔除肛管放入医用垃圾桶,擦净肛门	3	2	1	0		
		保留时间:嘱患者尽可能卧床保留 5—10 分钟	3	2	1	0		
	安置患者	舒适体位、保暖	3	2	1	0		
	宣教注意事项	告知患者和/或家属身体虚弱或老年患者应有家属陪同,注意安全,防止坠床或跌倒。若有不适,应及时告知医护人员	3	2	1	0		
操作后	质量评价	操作准确、熟练	5	4	3	2—0		
		注意事项提问,回答正确	5	4	3	2—0		

备注说明 "★"项为核心指标,"▲"项为重要指标,其余项均为普通指标。考核结果 = 实际得分 / 应得总分 ×100%。

22 口服全肠道灌洗液清洁肠道操作流程与评分标准

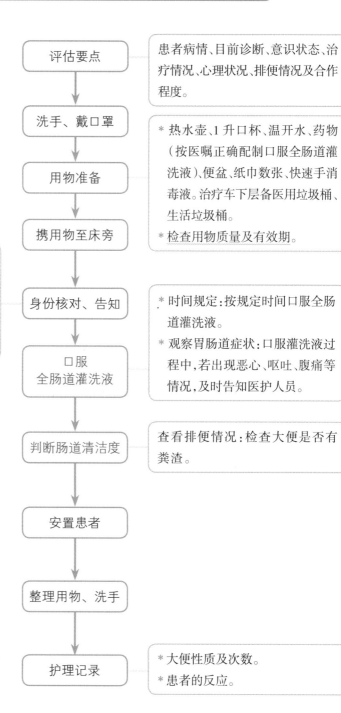

评估要点 → 患者病情、目前诊断、意识状态、治疗情况、心理状况、排便情况及合作程度。

洗手、戴口罩

用物准备 → * 热水壶、1升口杯、温开水、药物（按医嘱正确配制口服全肠道灌洗液）、便盆、纸巾数张、快速手消毒液。治疗车下层备医用垃圾桶、生活垃圾桶。

携用物至床旁 → * 检查用物质量及有效期。

* 患者身份核对:至少使用两种身份识别方法。
* 患者告知:向患者和/或家属告知口服全肠道灌洗液清洁肠道目的及方法,以取得配合。

身份核对、告知 → * 时间规定:按规定时间口服全肠道灌洗液。
* 观察胃肠道症状:口服灌洗液过程中,若出现恶心、呕吐、腹痛等情况,及时告知医护人员。

口服全肠道灌洗液

判断肠道清洁度 → 查看排便情况:检查大便是否有粪渣。

安置患者

整理用物、洗手

护理记录 → * 大便性质及次数。
* 患者的反应。

· 口服全肠道灌洗液清洁肠道操作评分标准 ·

项	目	操作要求	评分等级及分值				得分	存在问题
			A	B	C	D		
操作前	目的	术前的肠道准备	5	4	3	2—0		
	评估要点	患者病情、目前诊断、意识状态、治疗情况、心理状况、排便情况及合作程度	5	4	3	2—0		
	护士准备	规范洗手,戴好口罩	3	2	1	0		
		备齐用物,放置合理	3	2	1	0		
	用物准备	按医嘱正确配制口服全肠道灌洗液★	10	9—6	5	4—0		
		检查用物质量及有效期	5	4	3	2—0		
操作过程	身份核对、告知	患者身份核对:至少使用两种身份识别方法	5	4	3	2—0		
		患者告知:向患者和/或家属告知口服全肠道灌洗液清洁肠道目的及方法,以取得配合	3	2	1	0		
	口服全肠道灌洗液	时间规定:按规定时间口服全肠道灌洗液★	10	9—6	5	4—0		
		观察胃肠道症状:口服灌洗液过程中,若出现恶心、呕吐、腹痛等情况,及时告知医护人员	3	2	1	0		
	判断肠道清洁度	查看排便情况:检查大便是否有粪渣▲	8	7—5	4	3—0		
	安置患者	舒适体位、保暖	3	2	1	0		
操作后	质量评价	操作准确、熟练	5	4	3	2—0		
		注意事项提问,回答正确	5	4	3	2—0		

备注说明 "★"项为核心指标,"▲"项为重要指标,其余项均为普通指标。考核结果=实际得分/应得总分×100%。

23 保留灌肠操作流程与评分标准

· 保留灌肠操作流程 ·

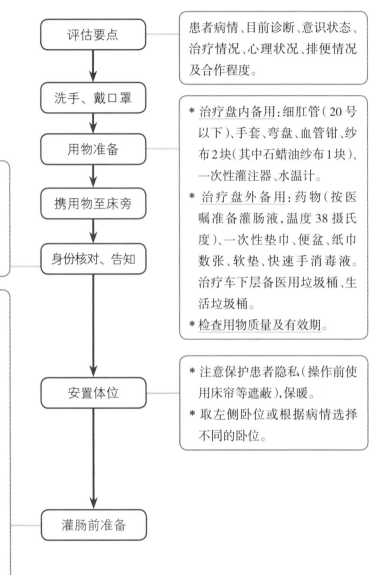

评估要点 → 患者病情、目前诊断、意识状态、治疗情况、心理状况、排便情况及合作程度。

洗手、戴口罩

用物准备 →
* 治疗盘内备用:细肛管(20号以下)、手套、弯盘、血管钳、纱布2块(其中石蜡油纱布1块)、一次性灌注器、水温计。
* 治疗盘外备用:药物(按医嘱准备灌肠液,温度38摄氏度)、一次性垫巾、便盆、纸巾数张、软垫、快速手消毒液。治疗车下层备医用垃圾桶、生活垃圾桶。
* 检查用物质量及有效期。

携用物至床旁

身份核对、告知 ←
* 患者身份核对:至少使用两种身份识别方法。
* 患者告知:向患者和/或家属告知保留灌肠目的及方法,以取得配合。

安置体位 →
* 注意保护患者隐私(操作前使用床帘等遮蔽),保暖。
* 取左侧卧位或根据病情选择不同的卧位。

灌肠前准备 ←

准备灌肠液 — 暴露臀部 — 铺巾 — 润滑肛管 — 排气 — 准备弯盘和卫生纸
* 准备灌肠液:将装有药液的灌注器连接肛管。
* 暴露臀部:将臀部移至床沿,褪裤至臀下,用软垫将臀部抬高10厘米(抬高臀部可以延长灌肠药液在乙状结肠内的停留时间,使肠黏膜充分吸收药液)。
* 铺巾:将一次性垫巾铺于臀下。
* 润滑肛管:戴手套,用石蜡油纱布润滑肛管前端。
* 排气:将肛管内空气排尽后,用血管钳夹住肛管。
* 准备弯盘和卫生纸:将弯盘放于臀边,备好卫生纸。

插肛管 — 灌注灌肠液 — 冲洗肛管 — 拔除肛管 — 保留时间

* 插肛管:左手分开肛门,右手轻轻将细肛管插入肛门 15—20 厘米。

* 灌注灌肠液:一手固定肛管,缓慢注入灌肠液,不宜过快。

* 冲洗肛管:灌肠完毕后再注入生理盐水 5—10 毫升,使肛管内药液完全灌入。

* 拔除肛管:用止血钳夹住肛管,取卫生纸包住肛管,轻轻拔出肛管放在弯盘内,擦净肛门。

* 保留时间:嘱患者尽可能卧床保留 1 小时以上。

注意点

* 保留灌肠前嘱患者排便,肠道排空有利于药液吸收。了解灌肠目的和病变部位,以确定患者的卧位和肛管插入的深度。

保留灌肠

* 保留灌肠时,应选择稍细的肛管并且插入要深,液量不宜过多,压力要低,灌入速度宜慢,以减少刺激,使灌入的药液能保留较长时间,利于肠黏膜吸收。

* 肛门、直肠、结肠手术患者及大便失禁患者,不宜做保留灌肠。

安置患者

宣教注意事项

告知患者和 / 或家属身体虚弱或老年患者应有家属陪同,注意安全,防止坠床或跌倒。若有不适,应及时告知医护人员。

整理用物、洗手

护理记录

* 保留灌肠的日期、原因、药液及量、保留时间等。

* 灌肠结果及灌肠后病情变化。

· 保留灌肠操作评分标准 ·

项 目		操作要求	A	B	C	D	得分	存在问题
操作前	目的	镇静、催眠和治疗肠道疾病	5	4	3	2—0		
	评估要点	患者病情、目前诊断、意识状态、治疗情况、心理状况、排便情况及合作程度	5	4	3	2—0		
	护士准备	规范洗手,戴好口罩	3	2	1	0		
	用物准备	备齐用物,放置合理	3	2	1	0		
		检查用物质量及有效期	5	4	3	2—0		
操作过程	身份核对、告知	患者身份核对:至少使用两种身份识别方法	5	4	3	2—0		
		患者告知:向患者和/或家属告知保留灌肠目的及方法,以取得配合	3	2	1	0		
	安置体位	注意保护患者隐私(操作前使用床帘等遮蔽),保暖	3	2	1	0		
		取左侧卧位或根据病情选择不同的卧位	3	2	1	0		
	灌肠前准备	准备灌肠液:将装有药液的灌注器连接肛管▲	8	7—5	4	3—0		
		暴露臀部:将臀部移至床沿,褪裤至臀下,用软垫将臀部抬高10厘米(抬高臀部可以延长灌肠药液在乙状结肠内的停留时间,使肠黏膜充分吸收药液)	3	2	1	0		
		铺巾:将一次性垫巾铺于臀下	3	2	1	0		
		润滑肛管:戴手套,用石蜡油纱布润滑肛管前端	3	2	1	0		
		排气:将肛管内空气排尽后,用血管钳夹住肛管	3	2	1	0		
		准备弯盘和卫生纸:将弯盘放于臀边,备好卫生纸	3	2	1	0		
	保留灌肠	插肛管:左手分开肛门,右手轻轻将细肛管插入肛门15—20厘米★	10	9—6	5	4—0		
		灌注灌肠液:一手固定肛管,缓慢注入灌肠液,不宜过快	3	2	1	0		
		冲洗肛管:灌肠完毕后再注入生理盐水5—10毫升,使肛管内药液完全灌入	3	2	1	0		
		拔除肛管:用止血钳夹住肛管,取卫生纸包住肛管,轻轻拔出肛管放在弯盘内,擦净肛门	3	2	1	0		
		保留时间:嘱患者尽可能卧床保留1小时以上▲	8	7—5	4	3—0		
	安置患者	舒适体位、保暖	3	2	1	0		
	宣教注意事项	告知患者和/或家属身体虚弱或老年患者应有家属陪同,注意安全,防止坠床或跌倒。若有不适,应及时告知医护人员	3	2	1	0		
操作后	质量评价	操作准确、熟练	5	4	3	2—0		
		注意事项提问,回答正确	5	4	3	2—0		

备注说明 "★"项为核心指标,"▲"项为重要指标,其余项均为普通指标。考核结果＝实际得分/应得总分×100%。

24 造口护理（更换造口袋）操作流程与评分标准

·造口护理（更换造口袋）操作流程·

* 评估1：患者病情、目前诊断、意识状态、治疗情况、心理状况及合作程度。
* 评估2：患者造口类型、造口情况、造口功能状况，生活自理能力及造口自我护理方法。

暴露造口 — 揭除造口袋 — 清洗造口皮肤 — 测量造口大小 — 修剪造口袋底盘 — 粘贴造口袋底盘 — 按压造口袋

* 暴露造口：松开衣裤，暴露造口，铺一次性治疗巾。
* 揭除造口袋：戴手套，自上往下揭除原有造口袋，揭除时用另一手按住皮肤，以免撕伤皮肤，防止袋内容物污染伤口。
* 清洗造口皮肤：用生理盐水棉球轻柔地清洗造口及周围皮肤，清洗顺序应由外向内，并用柔软的纸巾擦干造口周围的皮肤。
* 测量造口大小：使用造口测量尺测量造口大小。
* 修剪造口袋底盘：按造口大小及形状为标准再加0.1—0.2厘米，用剪刀裁剪造口袋的底盘。
* 粘贴造口袋底盘：自下往上粘贴造口袋底盘（一件式造口袋一次性粘贴即可），扣上造口袋，夹紧造口袋末端。

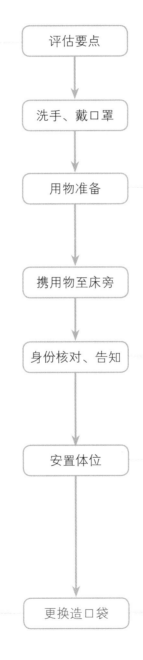

评估要点
↓
洗手、戴口罩
↓
用物准备
↓
携用物至床旁
↓
身份核对、告知
↓
安置体位
↓
更换造口袋

* 治疗盘内备用：手套、弯盘、镊子、血管钳、干棉球、造口袋、剪刀、测量工具、胶布、液状石蜡油，必要时备皮肤保护膜、护肤粉、防漏膏。
* 治疗盘外备用：一次性治疗巾、生理盐水、柔软的纸巾数张、快速手消毒液。治疗车下层备医用垃圾桶、生活垃圾桶。
* 检查用物质量及有效期。

* 患者身份核对：至少使用两种身份识别方法。
* 患者告知：向患者和/或家属告知更换造口袋及方法，以取得配合。

* 注意保护患者隐私（操作前使用床帘等遮蔽），保暖。
* 取平卧位、半卧位或坐位。

* 按压造口袋：将造口袋按压1—3分钟，使造口袋充分黏合。

注意点 操作过程中，注意观察造口形状、颜色。若周围皮肤有破损，可用护肤粉和皮肤保护膜进行处理；若造口偏小，可戴手套，手指涂石蜡油进行扩张。

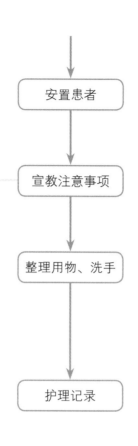

告知患者和／或家属注意观察造口周围皮肤的血运情况，并定期用手扩张造口，防止造口狭窄。

安置患者

宣教注意事项

整理用物、洗手

护理记录

注意点

* 不同材质底盘的造口袋使用时间也不同，通常为3—7天，若造口袋不能有效粘贴或底盘下面有渗漏，应及时更换造口袋。

* 保持造口周围皮肤完整，做好皮肤护理。若造口周围皮肤有出血、破损或溃疡等，应及时到造口门诊就诊；若造口小动脉出血（形成小血柱喷出），应用清洁毛巾压迫出血处，并立即到医院就诊。

* 患者在6个月内避免提5公斤以上的重物，6个月以后避免做增加腹压的活动，防止形成造口旁疝。

· 造口护理（更换造口袋）操作评分标准 ·

项 目		操作要求	评分等级及分值				得分	存在问题
			A	B	C	D		
操作前	目的	保持造口周围皮肤的清洁。帮助患者掌握正确的造口护理方法	5	4	3	2—0		
	评估要点	评估1：患者病情、目前诊断、意识状态、治疗情况、心理状况及合作程度	5	4	3	2—0		
		评估2：患者造口类型、造口情况、造口功能状况，生活自理能力及造口自我护理方法	3	2	1	0		
	护士准备	规范洗手，戴好口罩	3	2	1	0		
	用物准备	备齐用物，放置合理	3	2	1	0		
		检查用物质量及有效期	5	4	3	2—0		
操作过程	身份核对、告知	患者身份核对：至少使用两种身份识别方法	5	4	3	2—0		
		患者告知：向患者和/或家属告知更换造口袋目的及方法，以取得配合	3	2	1	0		
	安置体位	注意保护患者隐私（操作前使用床帘等遮蔽），保暖	3	2	1	0		
		取平卧位、半卧位或坐位	3	2	1	0		
	更换造口袋	暴露造口：松开衣裤，暴露造口，铺一次性治疗巾	3	2	1	0		
		揭除造口袋：戴手套，自上往下揭除原有造口袋，揭除时用另一手按住皮肤，以免撕伤皮肤，防止袋内容物污染伤口▲	8	7—5	4	3—0		
		清洗造口皮肤：用生理盐水棉球轻柔地清洗造口及周围皮肤，清洗顺序应由外向内，并用柔软的纸巾擦干造口周围的皮肤▲	8	7—5	4	3—0		
		测量造口大小：使用造口测量尺测量造口大小	3	2	1	0		
		修剪造口袋底盘：按造口大小及形状为标准再加0.1—0.2厘米，用剪刀裁剪造口袋的底盘	3	2	1	0		
		粘贴造口袋底盘：自下往上粘贴造口袋底盘（一件式造口袋一次性粘贴即可），扣上造口袋，夹紧造口袋末端★	10	9—6	5	4—0		
		按压造口袋：将造口袋按压1—3分钟，使造口袋充分黏合	3	2	1	0		
		（注意点）观察造口与周围皮肤：必要时使用护肤粉和皮肤保护膜（若皮肤破损）	3	2	1	0		
		（注意点）扩张（必要时）：若造口偏小，可戴手套，手指涂石蜡油进行扩张	3	2	1	0		
	安置患者	舒适体位、保暖	3	2	1	0		
	宣教注意事项	告知患者和/或家属注意观察造口周围皮肤的血运情况，并定期用手扩张造口，防止造口狭窄	3	2	1	0		
操作后	质量评价	操作准确、熟练	5	4	3	2—0		
		注意事项提问，回答正确	5	4	3	2—0		

备注说明 "★"项为核心指标，"▲"项为重要指标，其余项均为普通指标。考核结果 = 实际得分 / 应得总分 ×100%。

第六章

无菌及注射技术

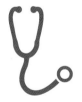

25 手卫生技术操作流程与评分标准

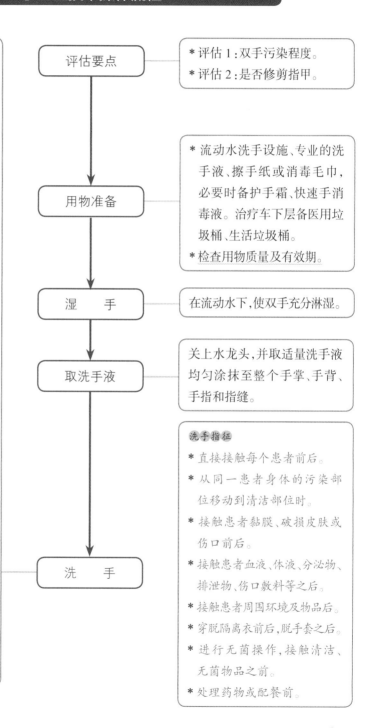

· 手卫生技术操作流程 ·

七步洗手法(见图4)

* 第一步:掌心相对,手指并拢相互揉搓。
* 第二步:掌心对手背沿指缝相互揉搓,交换进行。
* 第三步:掌心相对,双手交叉,沿指缝相互揉搓。
* 第四步:弯曲手指使关节在另一掌心旋转揉搓,交换进行。
* 第五步:一手握另一手大拇指旋转揉搓,交换进行。
* 第六步:五个手指尖并拢在另一掌心中旋转揉搓,交换进行。
* 第七步:一手环握另一手腕旋转揉搓,交换进行。

注意点

* 当手部有血液或其他体液等肉眼可见污染时,应用洗手液和流动水洗手;当手部无肉眼可见污染时,可用快速手消毒液消毒双手代替洗手,揉搓方法与洗手方法相同。
* 洗手方法正确,手的各个部位均应清洗到位、冲洗干净,尤其应认真清洗指背、指尖、指缝和指关节等易污染部位;冲净双手时注意指尖向下。每步至少来回揉搓5次,洗手时稍加用力。

评估要点
* 评估1:双手污染程度。
* 评估2:是否修剪指甲。

用物准备
* 流动水洗手设施、专业的洗手液、擦手纸或消毒毛巾,必要时备护手霜、快速手消毒液。治疗车下层备医用垃圾桶、生活垃圾桶。
* 检查用物质量及有效期。

湿 手
在流动水下,使双手充分淋湿。

取洗手液
关上水龙头,并取适量洗手液均匀涂抹至整个手掌、手背、手指和指缝。

洗手指征
* 直接接触每个患者前后。
* 从同一患者身体的污染部位移动到清洁部位时。
* 接触患者黏膜、破损皮肤或伤口前后。
* 接触患者血液、体液、分泌物、排泄物、伤口敷料等之后。
* 接触患者周围环境及物品后。
* 穿脱隔离衣前后,脱手套之后。
* 进行无菌操作,接触清洁、无菌物品之前。
* 处理药物或配餐前。

洗 手

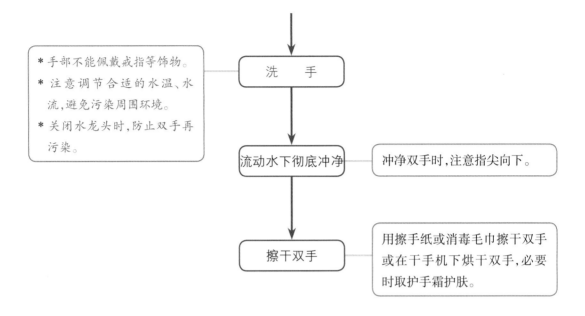

* 手部不能佩戴戒指等饰物。
* 注意调节合适的水温、水流,避免污染周围环境。
* 关闭水龙头时,防止双手再污染。

洗　手

流动水下彻底冲净

冲净双手时,注意指尖向下。

擦干双手

用擦手纸或消毒毛巾擦干双手或在干手机下烘干双手,必要时取护手霜护肤。

*附图

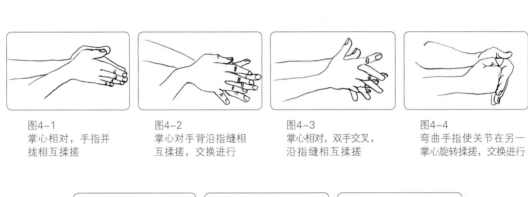

图4-1
掌心相对,手指并拢相互揉搓

图4-2
掌心对手背沿指缝相互揉搓,交换进行

图4-3
掌心相对,双手交叉,沿指缝相互揉搓

图4-4
弯曲手指使关节在另一掌心旋转揉搓,交换进行

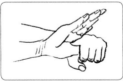

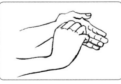

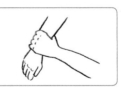

图4-5
一手握另一手大拇指旋转揉搓,交换进行

图4-6
五个手指尖并拢在另一掌心中旋转搓揉,交换进行

图4-7
一手环握另一手腕旋转揉搓,交换进行

图4　七步洗手法示意图

· 手卫生技术操作评分标准 ·

项	目	操作要求	评分等级及分值				得分	存在问题
			A	B	C	D		
操作前	目的	清除手部皮肤污垢和部分致病菌,切断通过手传播感染的途径	5	4	3	2—0		
	评估要点	评估1:双手污染程度	5	4	3	2—0		
		评估2:是否修剪指甲	3	2	1	0		
	用物准备	备齐用物,放置合理	3	2	1	0		
		检查用物质量及有效期	5	4	3	2—0		
操作过程	洗手	第一步:掌心相对,手指并拢相互揉搓★	10	9—6	5	4—0		
		第二步:掌心对手背沿指缝相互揉搓,交换进行★	10	9—6	5	4—0		
		第三步:掌心相对,双手交叉,沿指缝相互揉搓★	10	9—6	5	4—0		
		第四步:弯曲手指使关节在另一掌心旋转揉搓,交换进行★	10	9—6	5	4—0		
		第五步:一手握另一手大拇指旋转揉搓,交换进行★	10	9—6	5	4—0		
		第六步:五个手指尖并拢在另一掌心中旋转揉搓,交换进行★	10	9—6	5	4—0		
		第七步:一手环握另一手腕旋转揉搓,交换进行★	10	9—6	5	4—0		
		(注意点)每步至少来回揉搓5次	3	2	1	0		
		(注意点)洗手时稍加用力	3	2	1	0		
	流动水下彻底冲净	冲净双手时,注意指尖向下	3	2	1	0		
	擦干双手	用擦手纸或消毒毛巾擦干双手或在干手机下烘干双手,必要时取护手霜护肤	3	2	1	0		
操作后	质量评价	操作准确、熟练	5	4	3	2—0		
		注意事项提问,回答正确	5	4	3	2—0		

备注说明 ▶ "★"项为核心指标,"▲"项重要指标,其余项均为普通指标。考核结果 = 实际得分 / 应得总分 ×100%。

26 无菌技术操作流程与评分标准

使用无菌持物钳（镊）

* 检查并核对名称、有效期、无菌标识。

* 取无菌持物钳（镊）：钳（镊）前端应闭合，不可触及容器边缘及液面以上的容器内壁。

* 放无菌持物钳（镊）：使用后钳端闭合，快速垂直放回容器，松开轴节，无菌持物钳（镊）的钳轴节以上 2—3 厘米或镊子长度的 1/2 应浸泡在消毒液中，一筒一钳（镊）。

* 使用无菌持物钳（镊）：符合无菌原则，保持钳（镊）前端向下，以免消毒溶液倒流污染钳（镊）端，使用后立即放回容器中，打开轴关节。疑有污染时，应重新灭菌后方可放入容器中。

注意点 无菌持物钳不能夹取未灭菌的物品，也不能夹取油纱布。取用远处物品时，需连同容器一起搬移至物品旁使用。使用无菌钳时，不能低于腰部。打开包后的干镊子罐、持物钳 4 小时更换。

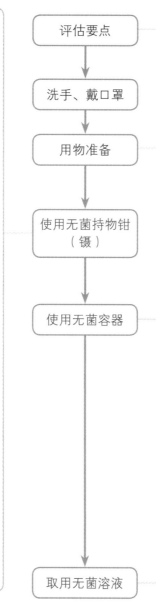

评估要点

洗手、戴口罩

用物准备

使用无菌持物钳（镊）

使用无菌容器

取用无菌溶液

操作环境是否符合要求。

* 治疗盘、无菌持物钳（镊）、无菌治疗巾包、弯盘、无菌纱布罐、无菌溶液、无菌手套、消毒棉签、水笔、启瓶器、快速手消毒液。治疗车下层备医用垃圾桶、生活垃圾桶。

* 检查用物质量及有效期。

开启无菌容器盖 — 取用无菌物品

* 检查无菌容器名称、有效期、无菌标识。

* 开启无菌容器盖：内面向上，放在稳妥的地方或拿在手中，手不可触及盖的内面及边缘。不能在容器上面将盖翻转，以防尘埃落入容器中。一经打开，使用时间不超过 24 小时。

* 取用无菌物品：使用无菌持物钳，持物钳不可触及容器的边缘。物品取出后应立即盖好，避免手臂跨越无菌区，盖容器盖的方向正确。

取用无菌溶液

* 检查溶液：查对瓶签名称、浓度、剂量、有效期；检查瓶盖有无松动，瓶体有无裂缝，溶液有无沉淀、浑浊、变色、絮状物等。

* 开启瓶盖。

* 开瓶塞：用启瓶器开瓶盖，消毒瓶塞，打开瓶塞时，手不可触及瓶塞内面。

打开无菌包

* 检查无菌包名称、有效期、无菌标识,是否完好、潮湿或破损。
* 将无菌包置于清洁、干燥、平坦处。
* 用手捏住包布四角的外面,依次打开,手不可触及包布内面,查看化学指示片是否变色。

取用无菌物品

* 用无菌持物钳(镊)取出一块治疗巾,放在治疗盘内(保持内面无菌)。
* 按原折痕包好无菌包。
* 记录:注明开包日期、时间并签名,使用时间不超过 24 小时。
* 若无菌包内物品一次性取出,可将无菌包拿在手中打开,另一只手将无菌包布四角抓住,将无菌包内物品放于无菌区。

铺无菌盘

* 治疗盘清洁干燥。
* 铺巾:双手捏住无菌巾一边外面两角,轻轻抖开,双折平铺于治疗盘,双手拇指捏住上层外面两角,呈扇形折叠到对面,开口边缘朝外。
* 按需要放入无菌物品。
* 覆盖:拉平上层无菌治疗巾,使上下层边缘对齐,开口处向上翻折两次,两侧边缘向下翻折一次。不跨越无菌区。
* 记录:注明铺无菌盘日期、时间并签名。无菌盘使用时间不超过 4 小时。

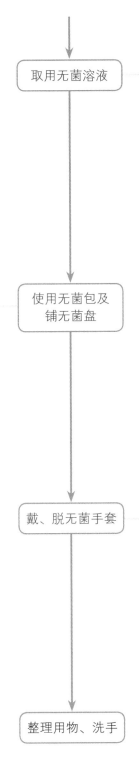

取用无菌溶液

使用无菌包及
铺无菌盘

戴、脱无菌手套

整理用物、洗手

* 倒溶液:手持溶液瓶,瓶签朝向掌心,倒出少量溶液旋转冲洗瓶口,再由原处倒出溶液至无菌容器中,瓶口离容器约 10 厘米。
* 盖瓶塞:先塞上瓶塞,复合碘棉签消毒翻转部分和瓶颈后立即盖好。倒溶液后立即塞好瓶塞,必要时消毒瓶塞。
* 记录:注明开瓶日期、时间并签名。使用时间不超过 24 小时。

注意点

* 不可以将无菌物品或非无菌物品伸入无菌溶液内蘸取或直接接触瓶口倒液体。
* 已倒出的溶液不可再倒回瓶内。

戴无菌手套

* 戴手套前,剪短指甲,取下饰物,将手洗净擦干,选择合适的手套号码。
* 取、戴手套:不污染打开手套袋,双手同时掀开手套袋口处,另一手捏住手套翻折部分(手套内面),向前向上取出对准五指戴好,再以戴手套的手指插入另一只手套的翻折面(手套的外面),同法将另一只手套戴好,将手套翻边套在长袖工作服衣袖外面。
* 检查调整:双手对合交叉检查是否漏气,并将双手置于胸前,避免污染。

脱无菌手套

* 将手套口往下翻转脱下,勿使手套外面(污染面)接触到皮肤。
* 将使用过的手套放入医用垃圾桶。

注意点

* 戴手套时应注意未戴手套的手不可触及手套的外面,戴手套的手不可触及未戴手套的手或者另一只手套的内面。
* 戴手套时,若发现有破洞及时更换。

·无菌技术操作评分标准·

项	目	操作要求	A	B	C	D	得分	存在问题
			\多4\multicolumn 评分等级及分值					
操作前	目的	避免污染无菌物品、无菌区域及无菌伤口,保持绝对无菌,防止感染或交叉感染	5	4	3	2—0		
	评估要点	操作环境是否符合要求	5	4	3	2—0		
	护士准备	规范洗手,戴好口罩	3	2	1	0		
	用物准备	备齐用物,放置合理	3	2	1	0		
		检查用物质量及有效期	5	4	3	2—0		
操作过程	使用无菌持物钳(镊)	检查并核对名称、有效期、无菌标识	3	2	1	0		
		取无菌持物钳(镊):钳(镊)前端应闭合,不可触及容器边缘及液面以上的容器内壁	3	2	1	0		
		放无菌持物钳(镊):使用后钳端闭合,快速垂直放回容器,松开轴节,无菌持物钳(镊)的钳轴节以上2—3厘米或镊子长度的1/2应浸泡在消毒液中,一筒一钳(镊)	3	2	1	0		
		使用无菌持物钳(镊):符合无菌原则,保持钳(镊)前端向下,以免消毒溶液倒流污染钳(镊)端,使用后立即放回容器中,打开轴关节。疑有污染时,应重新灭菌后方可放入容器中★	10	9—6	5	4—0		
	使用无菌容器	检查无菌容器名称、有效期、无菌标识	3	2	1	0		
		开启无菌容器盖:内面向上,放在稳妥的地方或拿在手中,手不可触及盖的内面及边缘。不能在容器上面将盖翻转,以防尘埃落入容器中。一经打开,使用时间不超过24小时★	10	9—6	5	4—0		
		取用无菌物品:使用无菌持物钳,持物钳不可触及容器的边缘。物品取出后应立即盖好,避免手臂跨越无菌区,盖容器盖的方向正确★	10	9—6	5	4—0		
	取用无菌溶液	检查溶液:查对瓶签名称、浓度、剂量、有效期;检查瓶盖有无松动,瓶体有无裂缝,溶液有无沉淀、浑浊、变色、絮状物等	3	2	1	0		
		开启瓶盖	3	2	1	0		
		开瓶塞:用启瓶器开瓶盖,消毒瓶塞,打开瓶塞时,手不可触及瓶塞内面▲	8	7—5	4	3—0		
		倒溶液:手持溶液瓶,瓶签朝向掌心,倒出少量溶液旋转冲洗瓶口,再由原处倒出溶液至无菌容器中,瓶口离容器约10厘米★	10	9—6	5	4—0		
		盖瓶塞:先塞上瓶塞,复合碘棉签消毒翻转部分和瓶颈后立即盖好。倒溶液后立即塞好瓶塞,必要时消毒瓶塞	3	2	1	0		
		记录:注明开瓶日期、时间并签名。使用时间不超过24小时	3	2	1	0		

续表

项目		操作要求	评分等级及分值				得分	存在问题
			A	B	C	D		
操作过程	使用无菌包及铺无菌盘	检查无菌包名称、有效期、无菌标识,是否完好、潮湿或破损	3	2	1	0		
		将无菌包置于清洁、干燥、平坦处	3	2	1	0		
		用手捏住包布四角的外面,依次打开,手不可触及包布内面,查看化学指示片是否变色★	10	9—6	5	4—0		
		用无菌持物钳(镊)取出一块治疗巾,放在治疗盘内(保持内面无菌)★	10	9—6	5	4—0		
		按原折痕包好无菌包	3	2	1	0		
		记录:注明开包日期、时间并签名,使用时间不超过24小时▲	8	7—5	4	3—0		
		若无菌包内物品一次性取出,可将无菌包拿在手中打开,另一只手将无菌包布四角抓住,将无菌包内物品放于无菌区★	10	9—6	5	4—0		
		治疗盘清洁干燥	3	2	1	0		
		铺巾:双手捏住无菌巾一边外面两角,轻轻抖开,双折平铺于治疗盘,双手拇指捏住上层外面两角,呈扇形折叠到对面,开口边缘朝外	3	2	1	0		
		按需要放入无菌物品	3	2	1	0		
		覆盖:拉平上层无菌治疗巾,使上下层边缘对齐,开口处向上翻折两次,两侧边缘向下翻折一次。不跨越无菌区★	10	9—6	5	4—0		
		记录:注明铺无菌盘日期、时间并签名。无菌盘使用时间不超过4小时▲	8	7—5	4	3—0		
	戴脱无菌手套	戴手套前,剪短指甲,取下饰物,将手洗净擦干,选择合适的手套号码	3	2	1	0		
		取、戴手套:不污染打开手套袋,双手同时掀开手套袋口处,另一手捏住手套翻折部分(手套内面),向前向上取出对准五指戴好,再以戴手套的手指插入另一只手套的翻折面(手套的外面),同法将另一只手套戴好,将手套翻边套在长袖工作服衣袖外面★	10	9—6	5	4—0		
		检查调整:双手对合交叉检查是否漏气,并将双手置于胸前,避免污染▲	8	7—5	4	3—0		
		将手套口往下翻转脱下,勿使手套外面(污染面)接触到皮肤★	10	9—6	5	4—0		
		将使用过的手套放入医用垃圾桶	3	2	1	0		
操作后	质量评价	操作准确、熟练	5	4	3	2—0		
		注意事项提问,回答正确	5	4	3	2—0		

备注说明 "★"项为核心指标,"▲"项为重要指标,其余项均为普通指标。考核结果=实际得分/应得总分×100%。

27 皮内注射操作流程与评分标准

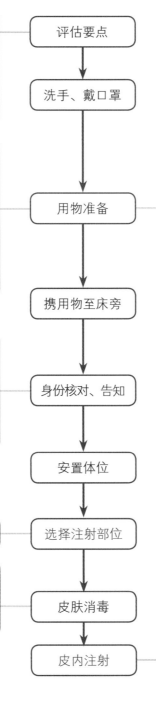

* 评估 1:患者病情、目前诊断、意识状态、治疗情况和药物过敏史、心理状况及合作程度。
* 评估 2:患者注射部位的皮肤状况。

评估要点

洗手、戴口罩

* 治疗盘内备用:按医嘱准备药液、消毒棉签。另备 0.1% 盐酸肾上腺素和一次性注射器。
* 治疗盘外备用:快速手消毒液。治疗车下层备医用垃圾桶、生活垃圾桶、锐器盒。
* 检查用物质量及有效期。

用物准备

携用物至床旁

* 患者身份核对:至少使用两种身份识别方法。
* 患者告知:向患者和 / 或家属告知皮内注射目的及方法,以取得配合。

身份核对、告知

安置体位

选择前臂掌侧中下段内侧。

选择注射部位

用 75% 酒精以穿刺点为中心,由内向外呈环形消毒,直径 > 5 厘米,待干。

皮肤消毒

皮内注射

药液准备
* 严格执行三查七对制度,按医嘱准备好药物,经第二人核对无误。
* 查对药物名称、浓度、剂量、有效期,检查瓶体有无裂痕及药物质量。
* 遵医嘱抽吸药液:按要求使用一次性注射器,手法正确,抽吸药液无残余、无漏液。
* 记录化药时间并签名,贴注射卡于注射器上,将抽好药液的注射器放入无菌治疗盘内。

再次核对 — 排气 — 正确手法注射 — 注药 — 拔针 — 再次核对
* 再次核对患者身份、给药医嘱。
* 排气。
* 正确手法注射:左手绷紧前臂掌侧皮肤,右手以平执式持注射器,使针头斜面向上,与皮肤呈 5 度角刺入皮内(见图 5-1、图 5-2)。
* 注药:待针尖斜面进入皮内后,放平注射器,左手拇指固定注射器。右手注入药液 0.1 毫升,呈圆形皮丘(皮肤隆起呈半球状,皮肤变白并显露毛孔)。
* 注射完毕,迅速拔针。
* 再次核对患者身份。

告知患者和/或家属拔针后勿按揉及压迫,不可用手拭去药液和按压皮丘,20分钟内不可离开病房,若有不适立即告知医护人员。

注意点

* 严格执行查对制度和无菌操作制度。
* 做药物过敏试验前,护士应详细询问患者的用药史、过敏史及家族史,如患者对需要注射的药物有过敏史,就不能做皮试,应及时告知医师,更换其他药物。
* 做药物过敏试验消毒皮肤时忌用碘酊、碘伏,以免影响对局部反应的观察。
* 进针角度以针尖斜面能全部进入皮内为宜,进针角度过大易将药液注入皮下,影响结果的观察和判断。
* 在为患者做药物过敏试验前,应备好急救药品,以防发生意外。
* 药物过敏试验结果若为阳性反应,告知患者或家属,不能再使用此类药物,并记录在病历中。

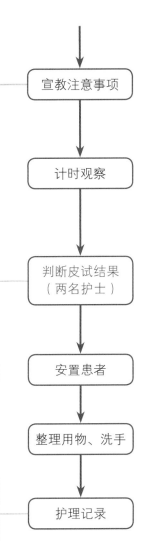

宣教注意事项

计时观察

* 阴性:皮丘无改变,周围无红肿、红晕,无自觉症状。
* 阳性:局部皮丘隆起增大,出现红晕,直径大于1厘米,周围有伪足,局部痒感,严重时可有头晕、心慌、恶心、呕吐,甚至发生过敏性休克。
* 若有可疑结果,可做对照试验(如同侧手臂,两个皮丘间距不小于5厘米)。

判断皮试结果(两名护士)

安置患者

整理用物、洗手

将皮试结果记录在临时医嘱单上(双签名),阳性患者在病历、床头卡、腕带等处做好标识。

护理记录

*附图

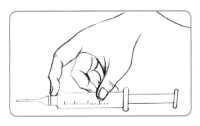

图5-1 平执式持注射器

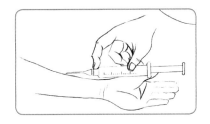

图5-2 正确手法皮内注射

图5 正确手法皮内注射

· 皮内注射操作评分标准 ·

项 目		操作要求	评分等级及分值				得分	存在问题
			A	B	C	D		
操作前	目的	进行药物过敏试验。预防接种。用于局部麻醉	5	4	3	2—0		
	评估要点	评估1:患者病情、目前诊断、意识状态、治疗情况和药物过敏史、心理状况及合作程度	5	4	3	2—0		
		评估2:患者注射部位的皮肤状况	3	2	1	0		
	护士准备	规范洗手,戴好口罩	3	2	1	0		
	用物准备	备齐用物,放置合理	3	2	1	0		
		检查用物质量及有效期	5	4	3	2—0		
	药液准备	严格执行三查七对制度,按医嘱准备好药物,经第二人核对无误	3	2	1	0		
		查对药物名称、浓度、剂量、有效期,检查瓶体有无裂痕及药物质量	3	2	1	0		
		遵医嘱抽吸药液:按要求使用一次性注射器,手法正确,抽吸药液无残余、无漏液★	10	9—6	5	4—0		
		记录化药时间并签名,贴注射卡于注射器上,将抽好药液的注射器放入无菌治疗盘内	3	2	1	0		
操作过程	身份核对、告知	患者身份核对:至少使用两种身份识别方法	5	4	3	2—0		
		患者告知:向患者和/或家属告知皮内注射目的及方法,以取得配合	3	2	1	0		
	安置体位	取合适的体位	3	2	1	0		
	选择注射部位	选择前臂掌侧中下段内侧▲	8	7—5	4	3—0		
	皮肤消毒	皮肤消毒正确:用75%酒精以穿刺点为中心,由内向外呈环形消毒,直径>5厘米,待干	3	2	1	0		
	皮内注射	再次核对患者身份、给药医嘱	3	2	1	0		
		排气	3	2	1	0		
		正确手法注射:左手绷紧前臂掌侧皮肤,右手以平执式持注射器,使针头斜面向上,与皮肤呈5度角刺入皮内★	10	9—6	5	4—0		
		注药:待针尖斜面进入皮内后,放平注射器,左手拇指固定注射器。右手注入药液0.1毫升,呈圆形皮丘▲	8	7—5	4	3—0		
		注射完毕,迅速拔针	3	2	1	0		
		再次核对患者身份	3	2	1	0		
	宣教注意事项	告知患者和/或家属拔针后勿按揉及压迫,不可用手拭去药液和按压皮丘,20分钟内不可离开病房,若有不适立即告知医护人员	3	2	1	0		
	判断皮试结果(两名护士)	阴性:皮丘无改变,周围无红肿、红晕,无自觉症状;阳性:局部皮丘隆起增大,出现红晕,直径大于1厘米,周围有伪足,局部痒感,严重时可有头晕、心慌、恶心、呕吐,甚至发生过敏性休克;若有可疑结果,可做对照试验(如同侧手臂,两个皮丘间距不小于5厘米)★	10	9—6	5	4—0		
	安置患者	舒适体位、保暖	3	2	1	0		
操作后	质量评价	操作准确、熟练	5	4	3	2—0		
		注意事项提问,回答正确	5	4	3	2—0		

备注说明 "★"项为核心指标,"▲"项为重要指标,其余项均为普通指标。考核结果＝实际得分/应得总分×100%。

28 皮下注射操作流程与评分标准

```
评估要点
   ↓
洗手、戴口罩
   ↓
用物准备
   ↓
携用物至床旁
   ↓
身份核对、告知
   ↓
安置体位
   ↓
选择注射部位
   ↓
皮肤消毒
```

* 评估1：患者病情、目前诊断、意识状态、治疗情况和药物过敏史、心理状况及合作程度。
* 评估2：患者注射部位的皮肤及皮下组织状况。

* 治疗盘内备用：按医嘱准备药液、消毒棉签、干棉签、一次性注射器。
* 治疗盘外备用：快速手消毒液。治疗车下层备医用垃圾桶、生活垃圾桶、锐器盒。
* 检查用物质量及有效期。

* 患者身份核对：至少使用两种身份识别方法。
* 患者告知：向患者和/或家属告知皮下注射目的及方法，以取得配合。

消毒棉签以穿刺点为中心，由内向外呈环形消毒，直径＞5厘米。

药液准备
* 严格执行三查七对制度，按医嘱准备好药物，经第二人核对无误。
* 查对药物名称、浓度、剂量、有效期，检查瓶体有无裂痕及液体性状。
* 锯安瓿后消毒，打开安瓿。
* 遵医嘱抽吸药液：按要求使用一次性注射器，手法正确，抽吸药液无残余、无漏液。
* 再次查对药物名称、浓度、剂量、有效期。
* 记录化药时间并签名，贴注射卡于注射器上，将抽好药液的注射器放入无菌治疗盘内。

* 注意保护患者隐私（操作前使用床帘等遮蔽），保暖。
* 取合适的体位。

可选择上臂三角肌下缘、腹壁、后背、大腿外侧等（见图6）。

再次核对 — 排气 — 正确手法注射 — 抽回血 — 注药 — 拔针 — 再次核对

* 再次核对患者身份、给药医嘱。

* 排气。

* 正确手法注射:左手绷紧局部皮肤,对消瘦者可捏起皮肤,右手持注射器,食指固定针栓,针尖斜面向上,与皮肤呈 30—40 度角快速刺入皮下,进针深度为针梗的 1/2—2/3。

* 抽回血:固定针栓,抽动针筒活塞,无回血。

皮下注射

↓

安置患者

↓

整理用物、洗手

↓

护理记录

* 注药:缓慢注入药液,同时观察患者的反应。

* 注射完毕,正确按压和拔针。

* 再次核对患者身份。

注意点

* 严格执行查对制度和无菌操作制度。

* 对皮肤有刺激性的药物一般不做皮下注射。

* 护士应在注射前详细询问患者的用药史。

* 针对过于消瘦患者,护士可捏起局部组织,适当压低穿刺角度,进针角度不宜超过 45 度,以免刺入肌层。

* **附图**

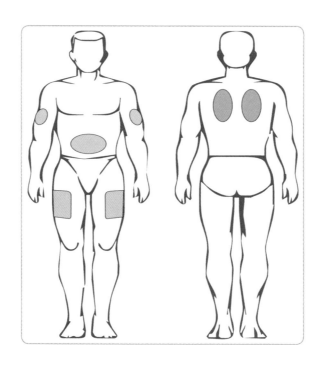

图6　皮下注射部位

· 皮下注射操作评分标准 ·

项目		操作要求	评分等级及分值				得分	存在问题
			A	B	C	D		
操作前	目的	注入小剂量药物,用于不宜口服给药而需在一定时间内发生药效时。预防接种。局部麻醉用药	5	4	3	2—0		
	评估要点	评估1:患者病情、目前诊断、意识状态、治疗情况和药物过敏史、心理状况及合作程度	5	4	3	2—0		
		评估2:患者注射部位的皮肤及皮下组织状况	3	2	1	0		
	护士准备	规范洗手,戴好口罩	3	2	1	0		
	用物准备	备齐用物,放置合理	3	2	1	0		
		检查用物质量及有效期	5	4	3	2—0		
	药液准备	严格执行三查七对制度,按医嘱准备好药物,经第二人核对无误	3	2	1	0		
		查对药物名称、浓度、剂量、有效期,检查瓶体有无裂痕及液体性状	3	2	1	0		
		锯安瓿后消毒,打开安瓿	3	2	1	0		
		遵医嘱抽吸药液:按要求使用一次性注射器,手法正确,抽吸药液无残余、无漏液★	10	9—6	5	4—0		
		再次查对药物名称、浓度、剂量、有效期	3	2	1	0		
		记录化药时间并签名,贴注射卡于注射器上,将抽好药液的注射器放入无菌治疗盘内	3	2	1	0		
操作过程	身份核对、告知	患者身份核对:至少使用两种身份识别方法	5	4	3	2—0		
		患者告知:向患者和/或家属告知皮下注射目的及方法,以取得配合	3	2	1	0		
	安置体位	注意保护患者隐私(操作前使用床帘等遮蔽),保暖	3	2	1	0		
		取合适的体位	3	2	1	0		
	选择注射部位	可选择上臂三角肌下缘、腹壁、后背、大腿外侧等▲	8	7—5	4	3—0		
	皮肤消毒	消毒棉签以穿刺点为中心,由内向外呈环形消毒,直径>5厘米	3	2	1	0		
	皮下注射	再次核对患者身份、给药医嘱	3	2	1	0		
		排气	3	2	1	0		
		正确手法注射:左手绷紧局部皮肤,对消瘦者可捏起皮肤,右手持注射器,食指固定针栓,针尖斜面向上,与皮肤呈30—40度角快速刺入皮下,进针深度为针梗的1/2—2/3★	10	9—6	5	4—0		
		抽回血:固定针栓,抽动针筒活塞,无回血	3	2	1	0		
		注药:缓慢注入药液,同时注意患者的表情及反应▲	8	7—5	4	3—0		
		注射完毕,正确按压和拔针	3	2	1	0		
		再次核对患者身份	3	2	1	0		
	安置患者	舒适体位、保暖	3	2	1	0		
操作后	质量评价	操作准确、熟练	5	4	3	2—0		
		注意事项提问,回答正确	5	4	3	2—0		

备注说明 "★"项为核心指标,"▲"项为重要指标,其余项均为普通指标。考核结果=实际得分/应得总分×100%。

29 肌内注射操作流程与评分标准

· 肌内注射操作流程 ·

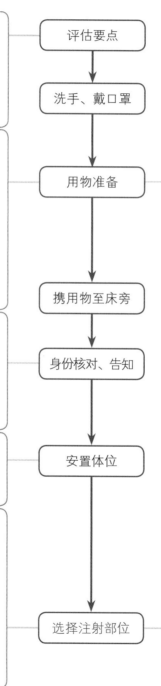

* 评估 1 : 患者病情、目前诊断、意识状态、治疗情况和药物过敏史、心理状况及合作程度。
* 评估 2 : 患者注射部位的皮肤及肌肉组织状况。

→ 评估要点

* 治疗盘内备用:按医嘱准备药液、消毒棉签、干棉签。另备 0.1% 盐酸肾上腺素和一次性注射器。
* 治疗盘外备用:快速手消毒液。治疗车下层备医用垃圾桶、生活垃圾桶、锐器盒。
* 检查用物质量及有效期。

→ 洗手、戴口罩

→ 用物准备

药液准备
* 严格执行三查七对制度,按医嘱准备好药物,经第二人核对无误。
* 查对药物名称、浓度、剂量、有效期,检查瓶体有无裂痕及液体性状。
* 锯安瓿后消毒,打开安瓿。
* 遵医嘱抽吸药液:按要求使用一次性注射器,手法正确,抽吸药液无残余、无漏液。
* 再次查对药物名称、浓度、剂量、有效期。
* 记录化药时间并签名,贴注射卡于注射器上,将抽好药液的注射器放入无菌治疗盘内。

* 患者身份核对:至少使用两种身份识别方法。
* 患者告知:向患者和 / 或家属告知肌内注射目的及方法,以取得配合。

→ 携用物至床旁

→ 身份核对、告知

* 注意保护患者隐私(操作前使用床帘等遮蔽),保暖。
* 取侧卧位或坐位。

→ 安置体位

* 臀大肌注射部位
1. 十字法:从臀裂顶点向左或向右作一水平线,然后从髂嵴最高点作一垂线,其外上象限为注射部位,注意避开内角。
2. 联线法:取髂前上棘与尾骨连线的外上 1/3 处。

→ 选择注射部位

* 臀中肌、臀小肌注射部位
1. 以无名指尖和中指尖分别置于髂前上棘和髂嵴下缘处,这样髂嵴、无名指、中指之间便构成一个三角区域,此区域即为注射部位。
2. 髂前上棘外侧三横指处(以患者自己手指的宽度为标准)。
* 股外侧肌注射部位
大腿中段外侧。
* 上臂三角肌注射部位
取上臂外侧、肩峰下 2—3 横指处(只做小剂量注射)。

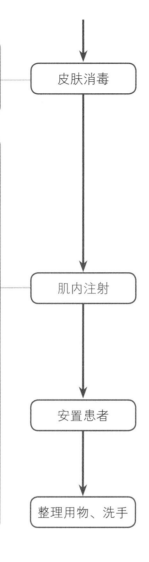

消毒棉签以穿刺点为中心,由内向外呈环形消毒,直径 > 5 厘米。

皮肤消毒

再次核对 — 排气 — 正确手法注射 — 抽回血 — 注药 — 拔针 — 再次核对
* 再次核对患者身份,给药医嘱。
* 排气。
* 正确手法注射:将左手拇指、食指分开并绷紧局部皮肤,右手以执笔式持注射器,用前臂带动腕部的力量,与皮肤呈 90 度角快速进针,进针深度约为针梗的 2/3,患儿的进针深度酌减。
* 抽回血:固定针栓,抽动针筒活塞,无回血。
* 注药:缓慢注入药液,同时观察患者的反应。
* 注射完毕,正确按压和拔针。
* 再次核对患者身份。

肌内注射

安置患者

整理用物、洗手

注意点
* 严格执行查对制度和无菌操作制度。
* 两种药物同时注射时,注意配伍禁忌。
* 对 2 岁以下婴幼儿不宜选用臀大肌注射,因其臀大肌尚未发育好,注射时有损伤坐骨神经的危险,最好选择臀中肌和臀小肌注射。
* 若针头折断,应先稳定患者情绪,并嘱患者保持原位不动,固定局部组织,以防断针移位,同时尽快用无菌血管钳夹住断端取出,若断端全部埋入肌肉,应立即请外科处理。
* 对需长期注射患者,应交替更换注射部位,并选用细长针头,以避免或减少硬结的发生。若因长期多次注射出现局部硬结,可采用热敷、理疗等方法予以处理。

· 肌内注射操作评分标准 ·

项 目		操作要求	评分等级及分值				得分	存在问题
			A	B	C	D		
操作前	目的	注入药液,用于不宜或不能口服或静脉注射,且要求比皮下注射更快发生疗效时	5	4	3	2—0		
	评估要点	评估1:患者病情、目前诊断、意识状态、治疗情况和药物过敏史、心理状况及合作程度	5	4	3	2—0		
		评估2:患者注射部位的皮肤及肌肉组织状况	3	2	1	0		
	护士准备	规范洗手,戴好口罩	3	2	1	0		
	用物准备	备齐用物,放置合理	3	2	1	0		
		检查用物质量及有效期	5	4	3	2—0		
	药液准备	严格执行三查七对制度,按医嘱准备好药物,经第二人核对无误	3	2	1	0		
		查对药物名称、浓度、剂量、有效期,检查瓶体有无裂痕及液体性状	3	2	1	0		
		锯安瓿后消毒,打开安瓿	3	2	1	0		
		遵医嘱抽吸药液:按要求使用一次性注射器,手法正确,抽吸药液无残余、无漏液★	10	9—6	5	4—0		
		再次查对药物名称、浓度、剂量、有效期	3	2	1	0		
		记录化药时间并签名,贴注射卡于注射器上,将抽好药液的注射器放入无菌治疗盘内	3	2	1	0		
操作过程	身份核对、告知	患者身份核对:至少使用两种身份识别方法	5	4	3	2—0		
		患者告知:向患者和/或家属告知肌内注射目的及方法,以取得配合	3	2	1	0		
	安置体位	注意保护患者隐私(操作前使用床帘等遮蔽),保暖	3	2	1	0		
		取侧卧位或坐位	3	2	1	0		
	选择注射部位	臀大肌注射部位:十字法,从臀裂顶点向左或向右作一水平线,然后从髂嵴最高点作一垂线,其外上象限为注射部位,注意避开内角;联线法,取髂前上棘与尾骨连线的外上1/3处★	10	9—6	5	4—0		
		臀中肌、臀小肌注射部位:以无名指尖和中指尖分别置于髂前上棘和髂嵴下缘处,这样髂嵴、无名指、中指之间便构成一个三角区域,此区域即为注射部位;髂前上棘外侧三横指处(以患者自己手指的宽度为标准)★	10	9—6	5	4—0		
		股外侧肌注射部位:大腿中段外侧★	10	9—6	5	4—0		
		上臂三角肌注射部位:取上臂外侧、肩峰下2—3横指处(只做小剂量注射)★	10	9—6	5	4—0		
	皮肤消毒	消毒棉签以注射点为中心,由内向外呈环形消毒,直径 > 5 厘米	3	2	1	0		
		再次核对患者身份、给药医嘱	3	2	1	0		
		排气	3	2	1	0		
	肌内注射	正确手法注射:将左手拇指、食指分开并绷紧局部皮肤,右手以执笔式持注射器,用前臂带动腕部的力量,与皮肤呈90度角快速进针,进针深度约为针梗的2/3,患儿的进针深度酌减★	10	9—6	5	4—0		
		抽回血:固定针栓,抽动针筒活塞,无回血▲	8	7—5	4	3—0		
		注药:缓慢注入药液,同时注意患者的反应▲	8	7—5	4	3—0		
		注射完毕,正确按压和拔针	3	2	1	0		
		再次核对患者身份	3	2	1	0		
	安置患者	舒适体位、保暖	3	2	1	0		
操作后	质量评价	操作准确、熟练	5	4	3	2—0		
		注意事项提问,回答正确	5	4	3	2—0		

备注说明 "★"项为核心指标,"▲"项为重要指标,其余项均为普通指标。考核结果 = 实际得分 / 应得总分 ×100%。

30 静脉输液操作流程与评分标准

· 静脉输液操作流程 ·

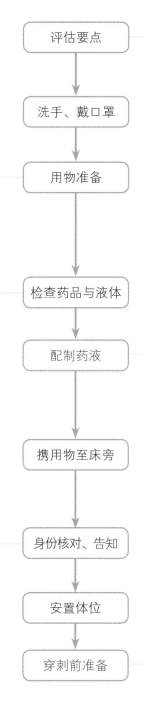

* 治疗盘内备用:消毒棉签、一次性注射器、砂轮、一次性输液器、消毒止血带、输液敷贴、输液巡视单、水笔、表(带秒针)。
* 治疗盘外备用:按医嘱准备液体与药品、快速手消毒液。治疗车下层备医用垃圾桶、生活垃圾桶、锐器盒。
* 检查用物质量及有效期。

检查药品 — 检查液体 — 贴瓶签 — 双人核对
* 检查药品:查对药品名称、浓度、剂量、有效期。
* 检查液体:检查瓶盖是否松动,瓶体有无裂缝,袋装液体有无漏液;液体有无浑浊、沉淀、絮状物、结晶等。
* 贴瓶签:贴输液标签或直接将患者床号、姓名、输液内容写在瓶签上。
* 双人核对以上内容。

* 患者身份核对:至少使用两种身份识别方法。
* 患者告知:向患者和/或家属告知静脉输液目的及方法,以取得配合。询问过敏史及排便情况。

评估要点

洗手、戴口罩

用物准备

检查药品与液体

配制药液

携用物至床旁

身份核对、告知

安置体位

穿刺前准备

* 评估1:患者病情、目前诊断、意识状态、治疗情况、心理状况及合作程度。
* 评估2:患者穿刺部位的皮肤、血管状况及肢体活动度。

* 去除瓶盖,消毒瓶塞及瓶颈。锯安瓿后消毒,打开安瓿。
* 遵医嘱抽吸药液:按要求使用一次性注射器,手法正确,抽吸药液无残余、无漏液。
* 加药液:将药液注入输液瓶内,摇匀并检查药液有无浑浊、沉淀、絮状物、结晶。
* 再次查对药品名称、浓度、剂量、有效期后弃去安瓿,在输液标签上注明化药时间并护士签名。
* 再次消毒瓶塞及瓶颈,将一次性输液器插入输液瓶内。

准备液体 — 排气 — 夹闭输液调节器 — 选择静脉 — 扎止血带 — 消毒皮肤 — 握拳 — 备敷贴
* 准备液体:将液体挂在输液架上。
* 排气:将空气排至输液器的过滤网后。
* 夹闭输液调节器,挂于输液架上。
* 选择合适的静脉。
* 扎止血带:为穿刺点上方6—8厘米处。
* 消毒皮肤:以穿刺点为中心环形消毒,直径>5厘米,连续消毒2次。

再次核对 — 再次排气 — 正确手法穿刺 — 三松 — 再次核对
* 再次核对患者身份,给药医嘱。
* 再次排气:去除针头保护帽,再次排气至针头,检查输液管内有无气泡。
* 正确手法穿刺:绷紧皮肤,与皮肤呈15—30度角进针,见回血后再进针少许。
* 三松:松止血带,松拳,松开输液调节器。
* 再次核对患者身份、药物名称及用法。

第一条胶布固定针翼,针眼处贴无菌敷贴,第二条胶布环绕固定头皮针下端。

根据患者的年龄、病情及药物的性质调节滴速。通常情况下,成人40—60滴/分,小儿20—40滴/分或遵医嘱(手表与茂菲氏滴管应在同一水平线)。

再次核对并在输液巡视单上记录输液时间,并护士签名。

* 告知患者和/或家属输液期间若有不适及时告知医护人员。
* 不能擅自调节输液滴速。

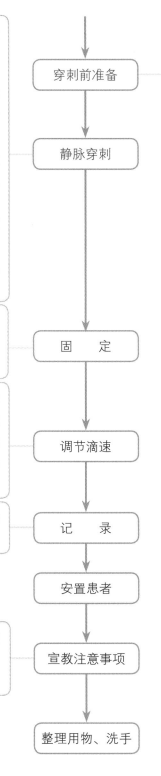

穿刺前准备
静脉穿刺
固 定
调节滴速
记 录
安置患者
宣教注意事项
整理用物、洗手

* 嘱患者握拳。
* 备好输液敷贴。

注意点
* 严格执行无菌操作及查对制度,预防感染及差错的发生。
* 根据病情需要合理安排输液顺序,并根据治疗原则,按急、缓及药物半衰期等情况合理分配药物。
* 对需要长期输液的患者,要注意保护和合理使用静脉,一般从远端小静脉开始穿刺(抢救时可例外)。
* 输液前应排尽输液管及针头内的空气,药液输完前应及时更换输液瓶或拔针,防止空气栓塞。
* 注意药物的配伍禁忌,对于刺激性或特殊药物,应先确认针头已刺入静脉内再输入。
* 严格掌握输液的滴速。对有心、肺、肾疾病的患者,老年患者、婴幼儿以及输注高渗、含钾或升压药液的患者,应适当减慢滴速;对严重脱水、心肺功能良好患者,可适当加快输液速度。
* 输液过程中应加强巡视,观察滴入是否通畅,针头或输液管有无漏液,针头有无脱出、阻塞或移位,输液管有无扭曲、受压,注射局部有无肿胀或疼痛。密切观察患者有无输液反应,如心悸、畏寒、持续性咳嗽等。

· 静脉输液操作评分标准 ·

项 目		操作要求	评分等级及分值				得分	存在问题
			A	B	C	D		
操作前	目的	补充水、电解质,维持酸碱平衡。增加血容量,维持血压,改善循环。输入药液达到解毒、控制感染、利尿和治疗疾病的目的。补充营养,供给能量,促进组织修复	5	4	3	2—0		
	评估要点	评估1:患者病情、目前诊断、意识状态、治疗情况、心理状况及合作程度	5	4	3	2—0		
		评估2:患者穿刺部位的皮肤、血管状况及肢体活动度	3	2	1	0		
	护士准备	规范洗手,戴好口罩	3	2	1	0		
	用物准备	备齐用物,放置合理	3	2	1	0		
		检查用物质量及有效期	5	4	3	2—0		
	检查药品与液体	检查药品:查对药品名称、浓度、剂量、有效期	3	2	1	0		
		检查液体:检查瓶盖是否松动,瓶体有无裂缝,袋装液体有无漏液;液体有无浑浊、沉淀、絮状物、结晶等	3	2	1	0		
		贴瓶签:贴输液标签或直接将患者床号、姓名、输液内容写在瓶签上	3	2	1	0		
		双人核对以上内容	3	2	1	0		
	配制药液	去除瓶盖,消毒瓶塞及瓶颈。锯安瓿后消毒,打开安瓿	3	2	1	0		
		遵医嘱抽吸药液:按要求使用一次性注射器,手法正确,抽吸药液无残余、无漏液★	10	9—6	5	4—0		
		加药液:将药液注入输液瓶内,摇匀并检查药液有无浑浊、沉淀、絮状物、结晶	3	2	1	0		
		再次查对药品名称、浓度、剂量、有效期后弃去安瓿,在输液标签上注明化药时间并护士签名	3	2	1	0		
		再次消毒瓶塞及瓶颈,将一次性输液器插入输液瓶内	3	2	1	0		
操作过程	身份核对、告知	患者身份核对:至少使用两种身份识别方法	5	4	3	2—0		
		患者告知:向患者和/或家属告知静脉输液目的及方法,以取得配合。询问过敏史及排便情况						
	安置体位	取合适的体位	3	2	1	0		
	穿刺前准备	准备液体:将液体挂在输液架上	3	2	1	0		
		排气:将空气排至输液器的过滤网后▲	8	7—6	4	3—0		
		夹闭输液调节器,挂于输液架上	3	2	1	0		
		选择合适的静脉	3	2	1	0		
		扎止血带:为穿刺点上方6—8厘米处	3	2	1	0		
		消毒皮肤:以穿刺点为中心环形消毒,直径>5厘米,连续消毒2次	3	2	1	0		
		嘱患者握拳	3	2	1	0		
		备好输液敷贴	3	2	1	0		
		再次核对患者身份,给药医嘱	3	2	1	0		
	静脉穿刺	再次排气:去除针头保护帽,再次排气至针头,检查输液管内有无气泡	3	2	1	0		
		正确手法穿刺:绷紧皮肤,与皮肤呈15—30度角进针,见回血后再进针少许★	10	9—6	5	4—0		
		三松:松止血带,松拳,松开输液调节器	3	2	1	0		
		再次核对患者身份、药物名称及用法	3	2	1	0		
	固定	第一条胶布固定针翼,针眼处贴无菌敷贴,第二条胶布环绕固定头皮针下端	3	2	1	0		
	调节滴速	根据患者的年龄、病情及药物的性质调节滴速。通常情况下,成人40—60滴/分,小儿20—40滴/分或遵医嘱(手表与茂菲氏滴管应在同一水平线)						
	记录	再次核对并在输液巡视单上记录输液时间,并护士签名	3	2	1	0		
	安置患者	舒适体位、保暖	3	2	1	0		
	宣教注意事项	告知患者和/或家属输液期间若有不适及时告知医护人员。不能擅自调节输液滴速	3	2	1	0		
操作后	质量评价	操作准确、熟练	5	4	3	2—0		
		注意事项提问,回答正确	5	4	3	2—0		

备注说明 "★"项为核心指标,"▲"项为重要指标,其余项均为普通指标。考核结果=实际得分/应得总分×100%。

31 静脉留置针置管操作流程与评分标准

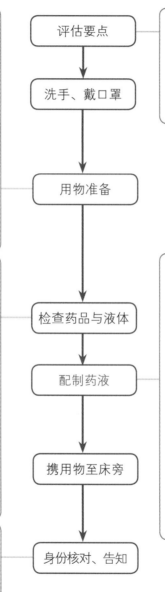

* 治疗盘内备用:消毒棉签、一次性注射器、砂轮、一次性输液器、消毒止血带、一次性留置针、无菌透明敷贴、输液敷贴、输液巡视单、水笔、表(带秒针)。
* 治疗盘外备用:按医嘱准备液体与药品、快速手消毒液。治疗车下层备医用垃圾桶、生活垃圾桶、锐器盒。
* 检查用物质量及有效期。

评估要点

* 评估1:患者病情、目前诊断、意识状态、治疗情况、心理状况及合作程度。
* 评估2:患者穿刺部位的皮肤、血管状况及肢体活动度。

洗手、戴口罩

用物准备

检查药品—检查液体—贴瓶签—双人核对

* 检查药品:查对药品名称、浓度、剂量、有效期。
* 检查液体:检查瓶盖是否松动,瓶体有无裂缝,袋装液体有无漏液;液体有无浑浊、沉淀、絮状物、结晶等。
* 贴瓶签:贴输液标签或直接将患者床号、姓名、输液内容写在瓶签上。
* 双人核对以上内容。

检查药品与液体

配制药液

* 去除瓶盖,消毒瓶塞及瓶颈。锯安瓿后消毒,打开安瓿。
* 遵医嘱抽吸药液:按要求使用一次性注射器,手法正确,抽吸药液无残余、无漏液。
* 加药液:将药液注入输液瓶内,摇匀并检查药液有无浑浊、沉淀、絮状物、结晶。
* 再次查对药品名称、浓度、剂量、有效期后弃去安瓿,在输液标签上注明化药时间并护士签名。
* 再次消毒瓶塞及瓶颈,将一次性输液器插入输液瓶内。

携用物至床旁

身份核对、告知

* 患者身份核对:至少使用两种身份识别方法。
* 患者告知:向患者和/或家属告知留置针置管目的及方法,以取得配合。询问过敏史及排便情况。

再次核对 — 再次排气 — 正确手法穿刺 — 拔出针芯 — 三松 — 封管 — 再次核对

* 再次核对患者身份、给药医嘱。
* 再次排气:打开静脉留置针的外包装,取出留置针与输液器连接,去除留置针的外针套,松动针芯,再次排气至针头。检查输液管内有无气泡。
* 正确手法穿刺:绷紧皮肤,夹紧双翼,使针头与皮肤呈 15—30 度角进针,见回血后压低角度(放平针翼),顺静脉走向再继续进针 0.2 厘米。松开两翼并用食指、中指固定两翼,拔出针芯 0.5 厘米后将软管全部送入血管。
* 拔出针芯:左手拇指与食指固定双翼,右手拔出针芯放于锐器盒。
* 三松:松止血带,松拳,松开输液调节器。
* 封管:输液结束后,用注射器将 2—5 毫升肝素稀释液或 5—10 毫升生理盐水,边推注边退针,确保正压封管。
* 再次核对患者身份、用药名称及用法。

* 告知患者和 / 或家属留置针可留置的时间。
* 留置期间应注意保持透明敷贴的完整性和留置针的密闭性,若发生留置针脱开请勿惊慌,立即告知医护人员。

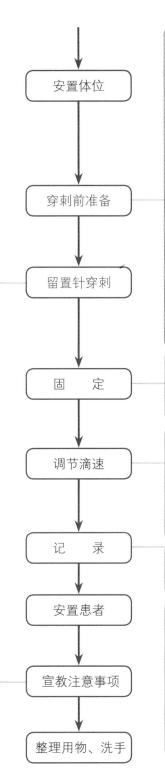

安置体位

穿刺前准备

留置针穿刺

固　　定

调节滴速

记　　录

安置患者

宣教注意事项

整理用物、洗手

准备液体 — 排气 — 夹闭输液调节器 — 选择静脉 — 扎止血带 — 消毒皮肤 — 握拳 — 备敷贴

* 准备液体:将液体挂在输液架上。
* 排气:将空气排至输液器的过滤网后。
* 夹闭输液调节器。
* 选择合适的静脉。
* 扎止血带:为穿刺点上方 8—10 厘米处。
* 消毒皮肤:以穿刺点为中心环形消毒,直径 >8 厘米,连续消毒 2 次,待干。
* 嘱患者握拳。
* 备好无菌透明敷贴及输液敷贴。

用无菌透明敷贴固定,并在透明膜上注明留置日期和时间,并由护士签名。

根据患者的年龄、病情及药物的性质调节滴速。通常情况下,成人 40—60 滴 / 分,小儿 20—40 滴 / 分或遵医嘱(手表与茂菲氏滴管应在同一水平线)。

再次核对并在输液巡视单上记录输液时间,并护士签名。

注意点
* 更换透明敷贴后,也要记录当时穿刺日期。
* 留置针保留时间可参照使用说明。
* 每次输液前后应检查患者穿刺部位及静脉走向有无红、肿等情况,若有异常情况,及时拔管及处理。

·静脉留置针置管操作评分标准·

项 目		操作要求	评分等级及分值 A	B	C	D	得分	存在问题
操作前	目的	为患者建立静脉通路,便于抢救,适用于长期输液患者	5	4	3	2—0		
	评估要点	评估1:患者病情、目前诊断、意识状态、治疗情况、心理状况及合作程度	5	4	3	2—0		
		评估2:患者穿刺部位的皮肤、血管状况及肢体活动度	3	2	1	0		
	护士准备	规范洗手,戴好口罩	3	2	1	0		
	用物准备	备齐用物,放置合理	3	2	1	0		
		检查用物质量及有效期	5	4	3	2—0		
	检查药品与液体	检查药品:查对药品名称、浓度、剂量、有效期	3	2	1	0		
		检查液体:检查瓶盖是否松动,瓶体有无裂缝,袋装液体有无漏液;液体有无浑浊、沉淀、絮状物、结晶等	3	2	1	0		
		贴瓶签:贴输液标签或直接将患者床号、姓名、输液内容写在瓶签上	3	2	1	0		
		双人核对以上内容	3	2	1	0		
	配制药液	去除瓶盖,消毒瓶塞及瓶颈。锯安瓿后消毒,打开安瓿	3	2	1	0		
		遵医嘱抽吸药液:按要求使用一次性注射器,手法正确,抽吸药液无残余、无漏液★	10	9—6	5	4—0		
		加药液:将药液注入输液瓶内,摇匀并检查药液有无浑浊、沉淀、絮状物、结晶	3	2	1	0		
		再次查对药品名称、浓度、剂量、有效期后弃去安瓿,在输液标签上注明化药时间并护士签名	3	2	1	0		
		再次消毒瓶塞及瓶颈,将一次性输液器插入输液瓶内	3	2	1	0		
操作过程	身份核对、告知	患者身份核对:至少使用两种身份识别方法	5	4	3	2—0		
		患者告知:向患者和/或家属告知留置针置管目的及方法,以取得配合。询问过敏史及排便情况	3	2	1	0		
	安置体位	取合适的体位	3	2	1	0		
	穿刺前准备	准备液体:将液体挂在输液架上	3	2	1	0		
		排气:将空气排至输液器的过滤网后▲	8	7—5	4	3—0		
		夹闭输液调节器	3	2	1	0		
		选择合适的静脉	3	2	1	0		
		扎止血带正确:为穿刺点上方8—10厘米处	3	2	1	0		
		消毒皮肤:以穿刺点为中心环形消毒,直径>8厘米,连续消毒2次,待干	3	2	1	0		
		嘱患者握拳。备好无菌透明敷贴及输液敷贴	3	2	1	0		
	留置针穿刺	再次核对患者身份、给药医嘱	3	2	1	0		
		再次排气:打开静脉留置针的外包装,取出留置针与输液器连接,去除留置针的外针套,松动针芯,再次排气至针头。检查输液管内有无气泡	3	2	1	0		
		正确手法穿刺:绷紧皮肤,夹紧双翼,使针头与皮肤呈15—30度角进针,见回血后压低角度(放平针翼),顺静脉走向再继续进针0.2厘米。松开两翼并用食指、中指固定两翼,拔出针芯0.5厘米后将软管全部送入血管★	10	9—6	5	4—0		
		拔出针芯:左手拇指与食指固定双翼,右手拔出针芯放入锐器盒	3	2	1	0		
		三松:松止血带,松拳,松开输液调节器	3	2	1	0		
		封管:输液结束后,用注射器将2—5毫升肝素稀释液或5—10毫升生理盐水,边推注边退针,确保正压封管	3	2	1	0		
		再次核对患者身份、用药名称及用法	3	2	1	0		
	固定	用无菌透明敷贴固定,并在透明膜上注明留置日期和时间,并由护士签名	3	2	1	0		
	调节滴速	根据患者的年龄病情及药物的性质调节滴速。通常情况下,成人40—60滴/分,小儿20—40滴/分或遵医嘱(手表与茂菲氏滴管应在同一水平线)	3	2	1	0		
	记录	再次核对并在输液巡视单上记录输液时间,并护士签名	3	2	1	0		
	安置患者	舒适体位、保暖	3	2	1	0		
	宣教注意事项	告知患者和/或家属留置针可留置的时间。留置期间应注意保持透明敷贴的完整性和留置针的密闭性,若发生留置针脱开请勿惊慌,立即告知医护人员	3	2	1	0		
操作后	质量评价	操作准确、熟练	5	4	3	2—0		
		注意事项提问,回答正确	5	4	3	2—0		

备注说明 "★"项为核心指标,"▲"项为重要指标,其余项均为普通指标。考核结果=实际得分/应得总分×100%。

32

经外周置管的中心静脉导管（PICC）维护操作流程与评分标准

· 经外周置管的中心静脉导管（PICC）维护操作流程 ·

* 治疗盘内备用：无菌手套、一次性换药包（弯盘、75% 酒精棉球 5—6 个、5% 聚维酮碘棉球 3—5 个、镊子 2 把）、一次性 20 毫升注射器、一次性头皮针、生理盐水、稀释肝素溶液、无菌 10 厘米 ×12 厘米透明敷贴、肝素帽、抗过敏胶布。
* 治疗盘外备用：一次性治疗巾、快速手消毒液。治疗车下层备医用垃圾桶、生活垃圾桶、锐器盒。
* 检查用物质量及有效期。

铺巾 — 撕除敷贴 — 观察局部皮肤 — 检查外露导管长度
* 铺巾：患者穿刺侧肢体下垫一次性治疗巾。
* 撕除敷贴：去除敷贴时，应注意从导管的远心端向近心端的 0 度或 180 度撕除，以免将导管带出。
* 观察局部皮肤：穿刺点周围皮肤有无发红、肿胀，有无渗出物。
* 检查外露导管长度：注意导管有无滑脱或回缩。

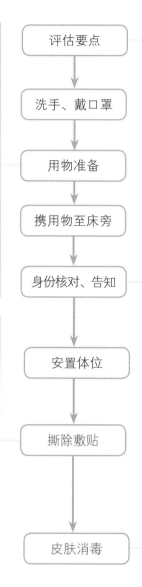

评估要点

洗手、戴口罩

用物准备

携用物至床旁

身份核对、告知

安置体位

撕除敷贴

皮肤消毒

* 评估 1：患者病情、目前诊断、意识状态、治疗情况、出凝血情况、心理状况及合作程度。
* 评估 2：患者穿刺部位的皮肤、血管状况及肢体活动度。
* 评估 3：患者有无酒精、碘及胶布过敏史。

* 患者身份核对：至少使用两种身份识别方法。
* 患者告知：向患者和 / 或家属告知中心静脉导管维护目的及方法，以取得配合。

再次洗手 — 酒精消毒皮肤 —5% 聚维酮碘消毒皮肤
* 再次洗手或使用快速手消毒液。
* 酒精消毒皮肤：用 75% 酒精棉球，由内向外螺旋方式消毒 3 遍，穿刺点上下各 10 厘米，两侧到臂缘（酒精避免接触导管），充分清洁消毒穿刺部位的渗血、渗液。
* 5% 聚维酮碘消毒皮肤：以穿刺点为中心，聚维酮碘棉球由内向外螺旋方式消毒 3 次，穿刺点上下各 10 厘米，两侧到臂缘，充分待干。消毒时应注意导管的消毒，用消毒棉球消毒导管的上下两面，避免导管上有污渍（每次消毒前，消毒棉球先按压穿刺点 3 秒），待干。

更换敷贴 — 胶布固定

* 更换敷贴:核对导管刻度,导管 U 型摆放,以穿刺点为中心,无张力贴上新的无菌透明敷贴,膜平整紧密粘贴于皮肤,膜下无气泡,避免在导管任何部位造成死角。
* 胶布固定:第一条胶布反折 2 次后交叉固定连接器的翼型,第二条胶布横向固定连接器,第三条胶布上注明导管的穿刺日期、维护日期、导管内置 / 外露深度,操作者签名。

导管固定

注意点 切勿直接将胶布固定于导管上,避免撕除胶布时损伤导管,注意透明敷料中央应正对穿刺点,无张力粘贴,用指腹轻轻按压整片透明敷料,并轻捏敷料下导管接头突出部位,使透明敷料与皮肤和接头充分粘合。

* 取下原肝素帽,用酒精棉球或酒精棉片包裹导管末端的接口反复来回摩擦 10 次(约 15 秒),擦净接头上的污物、血迹等。
* 连接预冲好的肝素帽,拧紧。

预冲肝素帽、排气

将生理盐水注射器连接 7 号头皮针并连接肝素帽,预冲头皮针及肝素帽,排气。

更换肝素帽

冲管、正压封管

* 冲管:用脉冲手法冲管(推一下停一下,在导管内形成小漩涡),注射器选择不得小于 10 毫升,若有阻力不可强行推注,不能用静滴方式代替脉冲方法冲管。
* 正压封管:用 5—10 毫升生理盐水或 2—5 毫升稀释肝素液封管,边推注边退针的方法拔出针头,推液速度大于拔出速度,夹闭导管夹。

注意点

* 除有三向瓣膜的导管外,所有的中心静脉导管封管液需采用稀释肝素溶液,当患者凝血功能障碍时,可用生理盐水封管。
* PICC 推荐使用 10 毫升以上注射器。需使用小剂量药物时,应将药物稀释于较大规格的注射器内或在给药前先测试导管内张力,方法如下:使用 10 毫升或更大的注射器注射 0.9% 生理盐水,若未遇阻力,则可使用小规格注射器缓慢轻柔注射药物。
* PICC 可用于常规加压输液或者输液泵给药,但是不能用于高压注射泵推注造影剂等。
* 尽量避免在置管侧肢体测量血压。

安置患者

宣教注意事项

告知患者和 / 或家属日常活动注意事项和导管维护的相关知识。

整理用物、洗手

护理记录

局部皮肤情况、导管是否通畅、导管内置 / 外露深度、更换肝素帽及敷贴时间。

经外周置管的中心静脉导管（PICC）维护操作评分标准

项 目		操作要求	评分等级及分值				得分	存在问题
			A	B	C	D		
操作前	目的	保持导管通畅，避免堵管。保持穿刺处周围皮肤清洁，减少导管相关感染	5	4	3	2—0		
	评估要点	评估1：患者病情、目前诊断、意识状态、治疗情况、出凝血情况、心理状况及合作程度	5	4	3	2—0		
		评估2：患者穿刺部位的皮肤、血管状况及肢体活动度	3	2	1	0		
		评估3：患者有无酒精、碘及胶布过敏史	3	2	1	0		
	护士准备	规范洗手，戴好口罩	3	2	1	0		
	用物准备	备齐用物，放置合理	3	2	1	0		
		检查用物质量及有效期	5	4	3	2—0		
操作过程	身份核对、告知	患者身份核对：至少使用两种身份识别方法	5	4	3	2—0		
		患者告知：向患者和/或家属告知中心静脉导管维护目的及方法，以取得配合	3	2	1	0		
	安置体位	取合适的体位	3	2	1	0		
	撕除敷贴	铺巾：患者穿刺侧肢体下垫一次性治疗巾	3	2	1	0		
		撕除敷贴：去除敷贴时，应注意从导管的远心端向近心端的0度或180度撕除，以免将导管带出▲	8	7—5	4	3—0		
		观察局部皮肤：穿刺点周围皮肤有无发红、肿胀，有无渗出物	3	2	1	0		
		检查外露导管的长度：注意导管有无滑脱或回缩	3	2	1	0		
	皮肤消毒	再次洗手或使用快速手消毒液	3	2	1	0		
		酒精消毒皮肤：用75%酒精棉球，由内向外螺旋方式消毒3遍，穿刺点上下各10厘米，两侧到臂缘（酒精避免接触导管），充分清洁消毒穿刺部位的渗血、渗液▲	8	7—5	4	3—0		
		5%聚维酮碘消毒皮肤：以穿刺点为中心，聚维酮碘棉球由内向外螺旋方式消毒3次，穿刺点上下各10厘米，两侧到臂缘，充分待干。消毒时应注意导管的消毒，用消毒棉球消毒导管的上下两面，避免导管上有污渍（每次消毒前，消毒棉球先按压穿刺点3秒），待干▲	8	7—5	4	3—0		
	导管固定	更换敷贴：核对导管刻度，导管U型摆放，以穿刺点为中心，无张力贴上新的无菌透明敷贴，膜平整紧密粘贴于皮肤，膜下无气泡，避免在导管任何部位造成死角▲	8	7—5	4	3—0		
		胶布固定：第一条胶布反折2次后交叉固定连接器的翼型，第二条胶布横向固定连接器，第三条胶布上注明导管的穿刺日期、维护日期、导管内置/外露深度，操作者签名▲	8	7—5	4	3—0		
	预冲肝素帽、排气	将生理盐水注射器连接7号头皮针并连接肝素帽，预冲头皮针及肝素帽，排气	3	2	1	0		
	更换肝素帽	取下原肝素帽，用挤干的两个酒精棉球包裹导管末端的接口反复来回摩擦10次（约15秒），擦净接头上的污物、血迹等▲	8	7—5	4	3—0		
		连接预冲好的肝素帽，拧紧	3	2	1	0		
	冲管、正压封管	冲管：用脉冲手法冲管（推一下停一下，在导管内形成小漩涡），注射器选择不得小于10毫升，若有阻力不可强行推注，不能用静滴方式代替脉冲方法冲管★	10	9—6	5	4—0		
		正压封管：用5—10毫升生理盐水或2—5毫升稀释肝素液封管，边推注边退针的方法拔出针头，推液速度大于拔出速度，夹闭导管夹★	10	9—6	5	4—0		
	安置患者	舒适体位、保暖	3	2	1	0		
	宣教注意事项	告知患者和/或家属日常活动注意事项和导管维护的相关知识	3	2	1	0		
操作后	质量评价	操作准确、熟练	5	4	3	2—0		
		注意事项提问，回答正确	5	4	3	2—0		

备注说明　"★"项为核心指标，"▲"项为重要指标，其余项均为普通指标。考核结果＝实际得分/应得总分×100%。

33 临床输血操作流程与评分标准

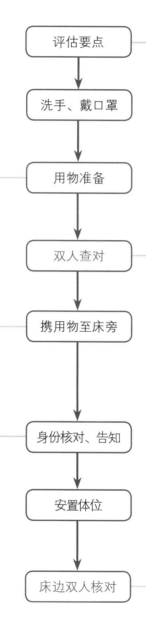

* 治疗盘内备用:一次性输血器、消毒棉签、消毒止血带、输液敷贴、输液巡视单、水笔、表(带秒针)。
* 治疗盘外备用:住院病历(血交叉报告单、血型报告单)、血袋(常温下放置15—20分钟)、生理盐水、快速手消毒液。治疗车下层备医用垃圾桶、生活垃圾桶。
* 检查用物质量及有效期。

去除瓶盖,消毒瓶塞及瓶颈,再次消毒瓶塞,插入输血器,携带用物与病历共同到床旁。

* 患者身份核对:至少使用两种身份识别方法。
* 患者告知:向患者和/或家属告知输血目的及方法,询问有无输血史和不良反应,让患者陈述自己的血型。

评估要点

洗手、戴口罩

用物准备

双人查对

携用物至床旁

身份核对、告知

安置体位

床边双人核对

* 评估1:患者病情、目前诊断、意识状态、治疗情况、心理状况及合作程度,血型、输血史及过敏史。
* 评估2:患者穿刺部位皮肤、血管状况。

* 核对输血医嘱。
* 检查患者有无签署患者输血同意书。
* 核对血交叉报告单上患者姓名、床号、住院号与病案首页是否相符,血型是否与血袋上的标签相符,血型是否与检验报告单上血型相符。
* 核对血交叉报告单上供血者的血型、血的种类、血量、血袋号、交叉配血试验结果是否与血袋的标签相符。
* 检查血袋上的采血日期、有效期,血液有无凝血块及溶血、变色、气泡,血袋有无破损及封口是否严密。

由两名医护人员共同在床边再次核对血交叉报告单上患者的姓名、床号、住院号与病案首页是否相符,血型是否与血袋上的标签相符,血型是否与检验报告单上血型相符;核对血交叉报告单上供血者的血型、血的种类、血量、血袋号是否与血袋的标签相符;再次核对血液质量,并在血交叉单上双人签名。

* 根据医嘱给予患者输血前用药。
* 建立静脉通道,输入少量生理盐水。
* 正确连接输血器与血袋。
* 调节滴速 15—20 滴 / 分。
* 再次核对患者身份及血液相关信息,在电子医嘱单、医嘱执行单上双签名,记录输血开始时间。
* 开始输入血液时速度宜慢,观察 15 分钟,注意有无不良反应。根据血液成分、病情和患者年龄调节滴速,成人 40—60 滴 / 分,小儿 20—30 滴 / 分。

→ 输 血

注意点

* 连续输用不同供血者的血液时,前一袋血输完后,应用生理盐水冲洗静脉通路,然后才能接下一袋血继续输注(下一袋血输注前,两名医护人员带病历共同到患者床旁再次核对相关内容)。
* 严禁同一通路同时输入供血者的血及其他液体。
* 一个单位的血必须在 4 个小时内输完。前一单位血即将输完时,通知血库发送下一单位血。

→ 观 察

输血期间加强巡视,注意观察滴速,患者全身与局部情况,有无输血反应。

→ 输血结束后处置

输血结束后,继续输注少量生理盐水冲净输血器内的血液,将血交叉单粘贴在病历中,并将血袋送回血库低温保存 24 小时。

注意点

* 在取血和输血过程中,应严格执行无菌操作和查对制度。在输血前,由两名护士根据应查对的项目再次进行查对,避免差错的发生。
* 输血前后及两袋血之间需要输入少量生理盐水。
* 血液内不可随意加入其他药物。
* 输血过程中,应加强巡视,观察有无输血反应的征象,并询问患者有无不适等。若出现输血反应,应立即停止输血,并按输血反应进行处理。
* 严格掌握输血速度,对年老体弱、严重贫血、心力衰竭患者应谨慎,滴速宜慢。

→ 安置患者

→ 宣教注意事项

→ 整理用物、洗手

→ 护理记录

输注血型、血量,开始与结束时间,有无输血反应,输注速度。

·临床输血操作评分标准·

项 目		操作要求	评分等级及分值				得分	存在问题
			A	B	C	D		
操作前	目的	补充血容量,增加有效循环血量,改善心肌功能和全身血液灌流,提升血压,增加心排血量,促进循环。纠正贫血,增加红蛋白含量,促进携氧功能。补充血浆蛋白,增加蛋白质,改善营养状态,维持血浆胶体渗透压,减少组织渗出和水肿,保持有效循环血量。补充各种凝血因子和血小板,改善凝血功能,有助于止血。补充抗体、补体等血液成分,增强机体免疫力,提高机体抗感染能力。排除有害物质,改善组织器官的缺氧状况	5	4	3	2—0		
	评估要点	评估1:患者病情、目前诊断、意识状态、治疗情况、心理状况及合作程度,血型、输血史及过敏史	5	4	3	2—0		
		评估2:患者穿刺部位皮肤、血管状况	3	2	1	0		
	护士准备	规范洗手,戴好口罩	3	2	1	0		
	用物准备	备齐用物,放置合理	3	2	1	0		
		检查用物质量及有效期	5	4	3	2—0		
	双人查对	核对输血医嘱	3	2	1	0		
		检查患者有无签署患者输血同意书	3	2	1	0		
		核对血交叉报告单上患者姓名、床号、住院号与病案首页是否相符,血型是否与血袋上的标签相符,血型是否与检验报告单上血型相符★	10	9—6	5	4—0		
		核对血交叉报告单上供血者的血型、血的种类、血量、血袋号、交叉配血试验结果是否与血袋的标签相符★	10	9—6	5	4—0		
		检查血袋上的采血日期、有效期,血液有无凝血块及溶血、变色、气泡,血袋有无破损及封口是否严密★	10	9—6	5	4—0		
操作过程	携用物至床旁	去除瓶盖,消毒瓶塞及瓶颈,再次消毒瓶塞,插入输血器,携带用物与病历共同到床旁	3	2	1	0		
	身份核对、告知	患者身份核对:至少使用两种身份识别方法	5	4	3	2—0		
		患者告知:向患者和/或家属告知输血目的及方法询问有无输血史和不良反应,让患者陈述自己的血型	3	2	1	0		
	安置体位	取合适的体位	3	2	1	0		
	床边双人核对	由两名医护人员共同在床边再次核对血交叉报告单上患者的姓名、床号、住院号与病案首页是否相符,血型是否与检验报告单上血型相符;核对血交叉报告单上供血者的血型、血的种类、血量、血袋号是否与血袋的标签相符;再次核对血液质量,并在血交叉单上双人签名★	10	9—6	5	4—0		
	输血	根据医嘱给予患者输血前用药	3	2	1	0		
		建立静脉通道,输入少量生理盐水	3	2	1	0		
		正确连接输血器与血袋	3	2	1	0		
		调节滴速15—20滴/分▲	8	7—5	4	3—0		
		再次核对患者身份及血液相关信息,在电子医嘱单、医嘱执行单上双签名,记录输血开始时间	3	2	1	0		
		开始输入血液时速度宜慢,观察15分钟,注意有无不良反应。根据血液成分、病情和患者年龄调节滴速,成人40—60滴/分,小儿20—30滴/分	3	2	1	0		
	输血结束后处置	输血结束后,继续输注少量生理盐水冲净输血器内的血液,将血交叉单粘贴在病历中,并将血袋送回血库低温保存24小时	3	2	1	0		
	安置患者	舒适体位、保暖	3	2	1	0		
	宣教注意事项	告知输血注意事项,观察有无输血不良反应	3	2	1	0		
操作后	质量评价	操作准确、熟练	5	4	3	2—0		
		注意事项提问,回答正确	5	4	3	2—0		

备注说明 "★"项为核心指标,"▲"项为重要指标,其余项均为普通指标。考核结果＝实际得分/应得总分×100%。

34

静脉采血操作流程与评分标准

· 静脉采血操作流程 ·

* 治疗盘内备用:手套、消毒棉签、消毒止血带、采血针、输液敷贴,根据检验目的选择合适的容器贴好条形码。
* 治疗盘外备用:快速手消毒液。治疗车下层备医用垃圾桶、生活垃圾桶、锐器盒。
* 检查用物质量及有效期。

---

* 患者身份核对:至少使用两种身份识别方法。
* 患者告知:向患者和/或家属告知静脉采血目的及方法,以取得配合。
* 核对条形码信息:床号、姓名、住院号、检验项目,检查标本容器的有效期、有无破损及是否符合检验要求。

戴手套 — 选择静脉 — 扎止血带 — 皮肤消毒 — 握拳 — 准备采血针

* 戴手套。
* 选择合适的静脉。
* 扎止血带:在穿刺点上方约6厘米。
* 皮肤消毒:以穿刺点为中心,环形消毒2次,直径>5厘米。
* 嘱患者握掌,准备敷贴。
* 按要求打开一次性采血针头。

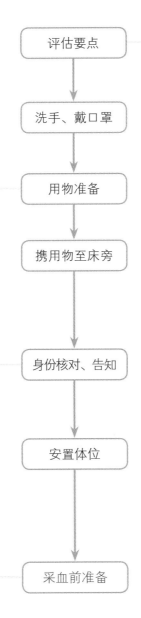

评估要点

↓

洗手、戴口罩

↓

用物准备

↓

携用物至床旁

↓

身份核对、告知

↓

安置体位

↓

采血前准备

---

* 评估1:患者病情、目前诊断、意识状态、治疗情况、心理状况及合作程度。
* 评估2:患者静脉充盈度及管壁弹性,穿刺部位的皮肤状况。
* 评估3:检验项目的采血量及是否需要特殊准备。

注意点

* 严格执行查对制度和无菌操作制度。
* 采集标本的方法、采血量和时间应准确。
* 采血时,肘部采血不要拍打患者前臂,扎止血带的时间以1分钟为宜,过长会导致血液成分变化影响检验结果。
* 若在静脉选择定位时需要使用止血带,再次使用前应保证至少间隔2分钟。使用止血带时,患者不要进行松紧拳头的动作。
* 采集全血标本时,需注意抗凝,血液注入试管后,立即轻轻旋转摇动试管5—6次,使血液和抗凝剂混匀,避免血液凝固,从而影响检查结果。

再次核对 — 正确手法采血 — 采血顺序 — 二松 — 拔针 — 再次核对

* 再次核对患者身份、标本及检验单。
* 真空采血管采血方法:穿刺进针,见回血后右手固定针翼,左手接采血试管,当达到采血量时,拔/换采血试管。
* 采血顺序:若同时采集多个项目的标本,采血顺序为血培养→不含添加剂的试管→凝血标本管→其他标本管。需抗凝的试管拔出后,颠倒摇匀5—6次。
* 二松:松止血带,松拳。
* 正确按压和拔针。
* 再次核对患者身份、标本及检验单。

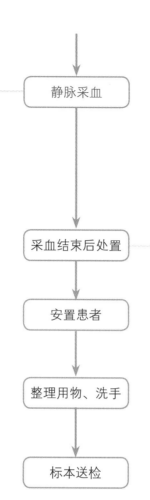

静脉采血

采血结束后处置

安置患者

整理用物、洗手

标本送检

注意点

* 严禁在输液、输血的针头处抽取血标本,最好在对侧肢体采集;若女性患者做过乳腺切除术,应在手术对侧手臂采血。
* 真空管采血时,不可先将真空采血管与采血针头相连,以免试管内负压消失而影响采血。

将采血针放入锐器盒。

·静脉采血操作评分标准·

项 目		操作要求	评分等级及分值				得分	存在问题
			A	B	C	D		
操作前	目的	根据医嘱正确采集相应标本	5	4	3	2—0		
	评估要点	评估1：患者病情、目前诊断、意识状态、治疗情况、心理状况及合作程度	5	4	3	2—0		
		评估2：患者静脉充盈度及管壁弹性，穿刺部位的皮肤状况	3	2	1	0		
		评估3：检验项目的采血量及是否需要特殊准备	3	2	1	0		
	护士准备	规范洗手，戴好口罩	3	2	1	0		
	用物准备	备齐用物，放置合理	3	2	1	0		
		检查用物质量及有效期	5	4	3	2—0		
操作过程	身份核对、告知	患者身份核对：至少使用两种身份识别方法	5	4	3	2—0		
		患者告知：向患者和／或家属告知静脉采血目的及方法，以取得配合	3	2	1			
		核对条形码信息：床号、姓名、住院号、检验项目，检查标本容器的有效期、有无破损及是否符合检验要求	3	2	1			
	安置体位	取合适的体位	3	2	1			
	采血前准备	戴手套	3	2	1			
		选择合适的静脉	3	2	1			
		扎止血带：在穿刺点上方约6厘米	3	2	1			
		皮肤消毒：以穿刺点为中心，环形消毒2次，直径＞5厘米	3	2	1			
		嘱患者握掌，准备敷贴	3	2	1			
		按要求打开一次性采血针头	3	2	1			
		再次核对患者身份、标本及检验单	3	2	1			
	静脉采血	真空采血管采血方法：穿刺进针，见回血后右手固定针翼，左手接采血试管，当达到采血量时，拔／换采血试管▲	8	7—5	4	3—0		
		采血顺序：若同时采集多个项目的标本，采血顺序为血培养→不含添加剂的试管→凝血标本管→其他标本管。需抗凝的试管拔出后，颠倒摇匀5—6次★	10	9—6	5	4—0		
		二松：松止血带，松拳	3	2	1	0		
		正确按压和拔针	3	2	1	0		
		再次核对患者身份、标本及检验单	3	2	1	0		
	采血结束后处置	将采血针放入锐器盒	3	2	1	0		
	安置患者	舒适体位、保暖	3	2	1	0		
操作后	质量评价	操作准确、熟练	5	4	3	2—0		
		注意事项提问，回答正确	5	4	3	2—0		

备注说明 "★"项为核心指标，"▲"项为重要指标，其余项均为普通指标。考核结果＝实际得分／应得总分×100%。

35 动脉采血操作流程与评分标准

·动脉采血操作流程·

* 治疗盘内备用:手套、消毒棉签、一次性动脉采血器、检验条形码上注明体温(若检测需要应注明血色素)、干棉球、输液敷贴。
* 治疗盘外备用:快速手消毒液。治疗车下层备医用垃圾桶、生活垃圾桶、锐器盒。
* 检查用物质量及有效期。

评估要点

* 评估1:患者病情、目前诊断、意识状态、治疗情况、心理状况及合作程度。
* 评估2:患者穿刺部位的皮肤及血管状况。
* 评估3:患者吸氧情况和呼吸机参数及用药情况。

洗手、戴口罩

用物准备

携用物至床旁

* 患者身份核对:至少使用两种身份识别方法。
* 患者告知:向患者和/或家属告知动脉采血目的及方法,以取得配合。
* 核对条形码信息:床号、姓名、住院号、检验项目。

身份核对、告知

安置体位

采血前准备

戴手套 — 选择动脉 — 皮肤消毒 — 准备动脉采血器 — 定位
* 戴手套。
* 首选桡动脉,其次为股动脉。桡动脉穿刺点位于腕横纹上两横指动脉搏动最强处。腹股沟穿刺点位于腹股沟韧带中点下1—2厘米,动脉搏动最强处。
* 皮肤消毒:以穿刺点为中心,环形消毒2次,直径>5厘米,待干。
* 按要求打开一次性动脉采血器,将针栓推到0刻度后回抽至所需刻度。
* 定位:操作者消毒左手食指和中指,在动脉搏动最强处。

116

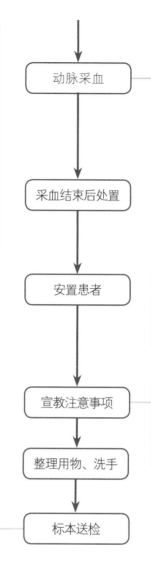

注意点

动脉采血首选桡动脉,但穿刺前应先进行艾伦试验检查。

* 艾伦试验的方法

受检者握紧拳头,检查者同时紧压其腕部的桡动脉、尺动脉,此时受检者松开拳头,其手掌部由于血供被阻断变得苍白,然后继续压迫桡动脉,松开尺动脉恢复其血供,这时手掌迅速在 5 秒内恢复红润,说明受检者的桡动脉、尺动脉间有完善的侧支循环,在桡动脉血供消失的情况下不影响手部血供,为艾伦试验阴性;反之,若在 5 秒内不能恢复红润,则为该试验阳性,手掌颜色在 5—15 秒内恢复才可进行穿刺。

将标本立即送检,并在标本条形码上注明氧浓度、患者体温、血红蛋白计数。

动脉采血

采血结束后处置

安置患者

宣教注意事项

整理用物、洗手

标本送检

再次核对 — 正确手法采血 — 封口 — 按压 — 再次核对

* 再次核对患者身份。
* 正确手法采血:右手持一次性血气采血器,在两指间垂直或与动脉走向呈 45—90 度角刺入动脉,见到鲜红色回血,达到所需血量后,左手取消毒干棉签压迫穿刺点,右手快速拔针。
* 封口:拔针后立即封口隔绝空气(针筒内不得留有空气),双手搓动注射器,颠倒摇匀 5—6 次,使血液和抗凝剂混匀。
* 嘱患者穿刺部位按压 5 分钟,贴上敷贴。
* 再次核对患者身份。

* 告知患者和 / 或家属请勿揉搓穿刺部位。
* 若穿刺处出现出血、疼痛、麻木或刺痛,应及时告知医护人员。

· 动脉采血操作评分标准 ·

项 目		操作要求	评分等级及分值 A	B	C	D	得分	存在问题
操作前	目的	采集动脉血进行血气分析,判断患者氧合情况,为治疗提供依据	5	4	3	2—0		
	评估要点	评估1:患者病情、目前诊断、意识状态、治疗情况、心理状况及合作程度	5	4	3	2—0		
		评估2:患者穿刺部位的皮肤及血管状况	3	2	1	0		
		评估3:患者吸氧情况和呼吸机参数及用药情况	3	2	1	0		
	护士准备	规范洗手,戴好口罩	3	2	1	0		
	用物准备	备齐用物,放置合理	3	2	1	0		
		检查用物质量及有效期	5	4	3	2—0		
操作过程	身份核对、告知	患者身份核对:至少使用两种身份识别方法	5	4	3	2—0		
		患者告知:向患者和/或家属告知动脉采血目的及方法,以取得配合	3	2	1	0		
		核对条形码信息:床号、姓名、住院号、检验项目	3	2	1	0		
	安置体位	取合适的体位	3	2	1	0		
	采血前准备	戴手套	3	2	1	0		
		首选桡动脉,其次为股动脉。桡动脉穿刺点位于腕横纹上两横指动脉搏动最强处。腹股沟穿刺点位于腹股沟韧带中点下1—2厘米,动脉搏动最强处▲	8	7—5	4	3—0		
		皮肤消毒:以穿刺点为中心,环形消毒2次,直径>5厘米,待干	3	2	1	0		
		按要求打开一次性动脉采血器,将针栓推到0刻度后回抽至所需刻度	3	2	1	0		
		定位:操作者消毒左手食指和中指,在动脉搏动最强处	3	2	1	0		
	动脉采血	再次核对患者身份	3	2	1	0		
		正确手法采血:右手持一次性血气采血器,在两指间垂直或与动脉走向呈45—90度角刺入动脉,见到鲜红色回血,达到所需血量后,左手取消毒干棉签压迫穿刺点,右手快速拔针★	10	9—6	5	4—0		
		封口:拔针后立即封口隔绝空气(针筒内不得留有空气),双手搓动注射器,颠倒摇匀5—6次,使血液和抗凝剂混匀▲	8	7—5	4	3—0		
		嘱患者穿刺部位按压5分钟,贴上敷贴	3	2	1	0		
		再次核对患者身份	3	2	1	0		
	采血结束后处置	将采血针放入锐器盒	3	2	1	0		
	安置患者	舒适体位、保暖	3	2	1	0		
	宣教注意事项	告知患者和/或家属请勿揉搓穿刺部位。若穿刺处出现出血、疼痛、麻木或刺痛,应及时告知医护人员	3	2	1	0		
	标本送检	将标本立即送检,并在标本条形码上注明氧浓度、患者体温、血红蛋白计数	3	2	1	0		
操作后	质量评价	操作准确、熟练	5	4	3	2—0		
		注意事项提问,回答正确	5	4	3	2—0		

备注说明 "★"项为核心指标,"▲"项为重要指标,其余项均为普通指标。考核结果＝实际得分/应得总分×100%。

36 | 快速血糖监测操作流程与评分标准

* 治疗盘内备用:血糖仪(以罗氏血糖仪为例)、血糖试纸、75% 酒精棉签、采血针、干棉签。
* 治疗盘外备用:快速手消毒液。治疗车下层备医用垃圾桶、生活垃圾桶、锐器盒。
* 检查用物质量及有效期。

* 患者身份核对:至少使用两种身份识别方法。
* 患者告知:向患者和 / 或家属告知快速血糖监测目的及方法,以取得配合。

再次核对 — 正确手法采血 — 滴血 — 按压 — 再次核对
* 再次核对患者身份。
* 正确手法采血:消毒待干后,操作者一手捏住患者手指,将采血针放在手指侧面,按下中间按钮,轻轻按压手指,压出一滴圆弧形指血。不要反复用力挤压采血部位。
* 滴血:血滴触及试纸弧形边缘缺口处,确定黄色测试区完全被血液覆盖。
* 用干棉签按压采血部位 1—2 分钟。
* 再次核对患者身份。

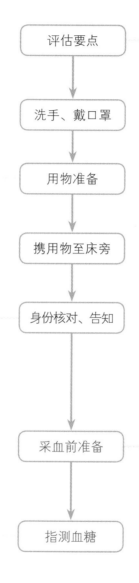

评估要点

洗手、戴口罩

用物准备

携用物至床旁

身份核对、告知

采血前准备

指测血糖

* 评估 1:患者病情、目前诊断、意识状态、治疗情况、心理状况及合作程度。
* 评估 2:患者进餐时间、采血部位皮肤情况、有无酒精过敏史。

戴手套 — 选择采血部位 — 皮肤消毒 — 开机 — 插入试纸 — 核对密码
* 戴手套。
* 选择采血部位:通常选择无名指、中指末节两侧(要求无疤痕、无感染、无严重水肿)。
* 皮肤消毒:用 75% 酒精棉签检查消毒采血部位,待干。
* 开机。
* 插入血糖试纸条。
* 核对密码:使血糖仪密码号与试纸密码号一致。

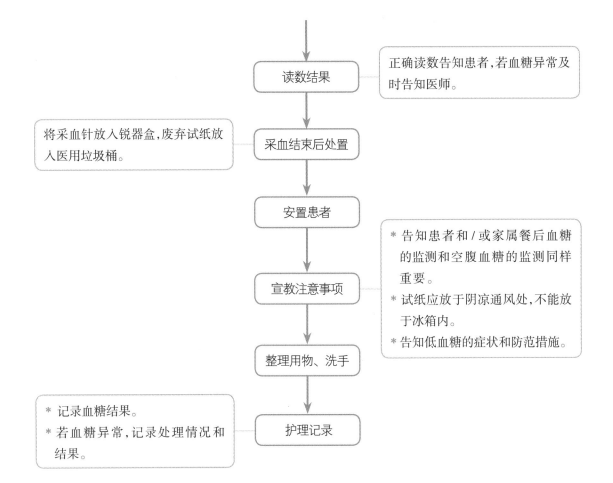

读数结果 —— 正确读数告知患者,若血糖异常及时告知医师。

将采血针放入锐器盒,废弃试纸放入医用垃圾桶。 —— 采血结束后处置

安置患者

宣教注意事项 ——
* 告知患者和 / 或家属餐后血糖的监测和空腹血糖的监测同样重要。
* 试纸应放于阴凉通风处,不能放于冰箱内。
* 告知低血糖的症状和防范措施。

整理用物、洗手

* 记录血糖结果。
* 若血糖异常,记录处理情况和结果。 —— 护理记录

· 快速血糖监测操作评分标准 ·

项	目	操作要求	评分等级及分值 A	B	C	D	得分	存在问题
操作前	目的	快速、方便地测定血糖,为治疗提供依据	5	4	3	2—0		
	评估要点	评估1:患者病情、目前诊断、意识状态、治疗情况、心理状况及合作程度	5	4	3	2—0		
		评估2:患者进餐时间、采血部位皮肤情况、有无酒精过敏史	3	2	1	0		
	护士准备	规范洗手,戴好口罩	3	2	1	0		
	用物准备	备齐用物,放置合理	3	2	1	0		
		检查用物质量及有效期	5	4	3	2—0		
操作过程	身份核对、告知	患者身份核对:至少使用两种身份识别方法	5	4	3	2—0		
		患者告知:向患者和/或家属告知快速血糖监测的目的及方法,以取得配合	3	2	1	0		
	采血前准备	戴手套	3	2	1	0		
		选择采血部位:通常选择无名指、中指末节两侧(要求无疤痕、无感染、无严重水肿)	3	2	1	0		
		皮肤消毒正确:用75%酒精棉签消毒采血部位,待干或用干棉签擦干	3	2	1	0		
		开机	3	2	1	0		
		插入血糖试纸条	3	2	1	0		
		核对密码:使血糖仪密码号与试纸密码号一致▲	8	7—5	4	3—0		
	指测血糖	再次核对患者身份	3	2	1	0		
		正确手法采血:消毒待干后,操作者一手捏住患者手指,将采血针放在手指侧面,按下中间按钮,轻轻按压手指,压出一滴圆弧形指血。不要反复用力挤压采血部位★	10	9—6	5	4—0		
		滴血:血滴触及试纸弧形边缘缺口处,确定黄色测试区完全被血液覆盖▲	8	7—5	4	3—0		
		用干棉球按压采血部位1—2分钟	3	2	1	0		
		再次核对患者身份	3	2	1	0		
	读数结果	正确读数告知患者,若血糖异常及时告知医师	3	2	1	0		
	采血结束后处置	将采血针放入锐器盒,废弃试纸放入医用垃圾桶	3	2	1	0		
	安置患者	舒适体位、保暖	3	2	1	0		
	宣教注意事项	告知患者和/或家属餐后血糖的监测和空腹血糖的监测同样重要。试纸应放于阴凉通风处,不能放于冰箱内。告知低血糖的症状和防范措施	3	2	1	0		
操作后	质量评价	操作准确、熟练	5	4	3	2—0		
		注意事项提问,回答正确	5	4	3	2—0		

备注说明 "★"项为核心指标,"▲"项为重要指标,其余项均为普通指标。考核结果 = 实际得分 / 应得总分 ×100%。

37 胰岛素笔注射操作流程与评分标准

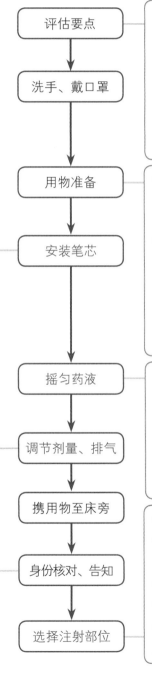

· 胰岛素笔注射操作流程 ·

评估要点
* 评估1：患者病情、目前诊断、治疗情况、对胰岛素注射的认识、心理状况及合作程度。
* 评估2：患者注射部位皮肤情况、有无酒精过敏。
* 评估3：患者进餐时间是否符合注射要求，是否准备饮食。

洗手、戴口罩

用物准备
* 治疗盘内备用：75% 酒精棉签、干棉签、胰岛素针头、胰岛素笔、胰岛素笔芯。
* 治疗盘外备用：快速手消毒液。治疗车下层备医用垃圾桶、生活垃圾桶、锐器盒。
* 检查用物质量及有效期（检查胰岛素笔芯的有效期、有无混浊、裂缝等）。

安装笔芯
* 取下笔帽，检查注射笔有无损坏。
* 拧开笔芯架，检查螺杆。
* 检查笔芯外观、剂型、药物质量、有效期，将颜色代码帽一端先放入笔芯架，再将笔芯架与笔身紧密连接起来。
* 揭开胰岛素针头保护片，消毒颜色代码帽顶端，垂直安装针头（注意无菌操作）。

摇匀药液
若为混合胰岛素，将胰岛素笔平放于手心，水平滚动10次，然后用双手夹住胰岛素笔，通过肘关节和前臂上下摆动，上下翻动10次，直至胰岛素转变成均匀的云雾状白色液体。

调节剂量、排气
检查剂量视窗内显示是否在零位，调节剂量2个单位，用手指轻弹笔芯架数次，针头朝上按下注射推键，直至一滴胰岛素从针头溢出。将剂量旋钮旋至所需刻度，单手套回外针帽。

携用物至床旁

身份核对、告知
* 患者身份核对：至少使用两种身份识别方法。
* 患者告知：向患者和／或家属告知胰岛素笔注射目的及方法，以取得配合。

选择注射部位
* 腹部：脐周直径5厘米内除外。
* 大腿：前侧和外侧。髋下10厘米和膝上10厘米之间。
* 上臂：三角肌下缘。
* 臀部和后腰部也可注射。
注意点 每次的注射点至少隔开1厘米。

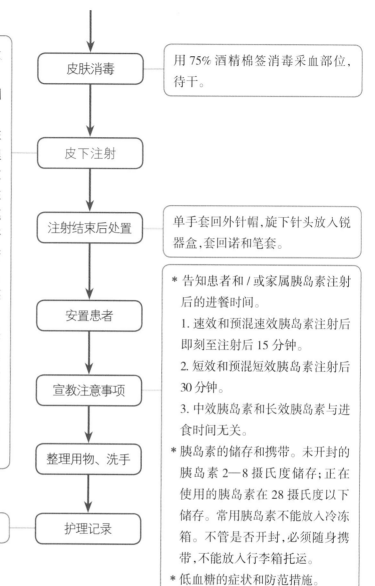

再次核对 — 正确手法注射 —
归零 — 再次核对

* 再次核对患者身份,药物剂型、剂量、质量等。
* 正确手法注射:根据胰岛素注射笔针头的长度,明确是否捏皮或进针的角度,快速插入皮下层,按下注射推键,缓慢注射,以保证完全下压胰岛素笔的拇指按钮,注射完毕至少停留 10 秒后拔针(拇指继续按住推键直至针头完全拔出),以获得足够的剂量,并防止胰岛素外溢。
* 归零:检查剂量视窗内显示是否回零位,若因笔芯药液不足或注射不完全导致注射剂量不足,则按视窗内显示补足剩余剂量。
* 再次核对患者身份,药物剂型、剂量、质量等。

注射的时间和剂量。

皮肤消毒 → 用 75% 酒精棉签消毒采血部位,待干。

皮下注射

注射结束后处置 → 单手套回外针帽,旋下针头放入锐器盒,套回诺和笔套。

安置患者

宣教注意事项

整理用物、洗手

护理记录

* 告知患者和 / 或家属胰岛素注射后的进餐时间。
 1. 速效和预混速效胰岛素注射后即刻至注射后 15 分钟。
 2. 短效和预混短效胰岛素注射后 30 分钟。
 3. 中效胰岛素和长效胰岛素与进食时间无关。
* 胰岛素的储存和携带。未开封的胰岛素 2—8 摄氏度储存;正在使用的胰岛素在 28 摄氏度以下储存。常用胰岛素不能放入冷冻箱。不管是否开封,必须随身携带,不能放入行李箱托运。
* 低血糖的症状和防范措施。

·胰岛素笔注射操作评分标准·

项　目		操作要求	评分等级及分值				得分	存在问题
			A	B	C	D		
操作前	目的	安全、准确注射胰岛素,为患者提供方便	5	4	3	2—0		
	评估要点	评估1:患者病情、目前诊断、治疗情况、对胰岛素注射的认识、心理状况及合作程度	5	4	3	2—0		
		评估2:患者注射部位皮肤情况、有无酒精过敏	3	2	1	0		
		评估3:患者进餐时间是否符合注射要求,是否准备饮食	3	2	1	0		
	护士准备	规范洗手,戴好口罩	3	2	1	0		
	用物准备	备齐用物,放置合理	3	2	1	0		
		检查用物质量及有效期	5	4	3	2—0		
操作过程	安装笔芯	取下笔帽,检查注射笔有无损坏	3	2	1	0		
		拧开笔芯架,检查螺杆	3	2	1	0		
		检查笔芯外观、剂型、药物质量、有效期,将颜色代码帽一端先放入笔芯架,再将笔芯架与笔身紧密连接起来▲	8	7—5	4	3—0		
		揭开胰岛素针头保护片,消毒颜色代码帽顶端,垂直安装针头(注意无菌操作)	3	2	1	0		
	摇匀药液	若为混合胰岛素,将胰岛素笔平放于手心,水平滚动10次,然后用双手夹住胰岛素笔,通过肘关节和前臂上下摆动,上下翻动10次,直至胰岛素转变成均匀的云雾状白色液体▲	8	7—5	4	3—0		
	调节剂量、排气	检查剂量视窗内显示是否在零位,调节剂量2个单位,用手指轻弹笔芯架数次,针头朝上按下注射推键,直至一滴胰岛素从针头溢出。将剂量旋钮旋至所需刻度,单手套回外针帽▲	8	7—5	4	3—0		
	身份核对、告知	患者身份核对:至少使用两种身份识别方法	5	4	3	2—0		
		患者告知:向患者和/或家属告知胰岛素笔注射目的及方法,以取得配合	3	2	1	0		
	选择注射部位	腹部:脐周直径5厘米内除外★	10	9—6	5	4—0		
		大腿:前侧和外侧。髋下10厘米和膝上10厘米之间★	10	9—6	5	4—0		
		上臂:三角肌下缘★	10	9—6	5	4—0		
		臀部和后腰部也可注射★	10	9—6	5	4—0		
		(注意)每次的注射点至少隔开1厘米	3	2	1	0		
	皮肤消毒	用75%酒精棉签消毒采血部位,待干	3	2	1	0		
	皮下注射	再次核对患者身份,药物剂型、剂量、质量等	3	2	1	0		
		正确手法注射:根据胰岛素注射笔针头的长度,明确是否捏皮或进针的角度,快速插入皮下层,按下注射推键,缓慢注射,以保证完全下压胰岛素笔的拇指按钮,注射完毕至少停留10秒后拔针(拇指继续按住推键直至针头完全拔出),以获得足够的剂量,并防止胰岛素外溢★	10	9—6	5	4—0		
		归零:检查剂量视窗内显示是否回零位,若因笔芯药液不足或注射不完全导致注射剂量不足,则按视窗内显示补足剩余剂量	3	2	1	0		
		再次核对患者身份,药物剂型、剂量、质量等	3	2	1	0		
	注射结束后处置	单手套回针头外套,旋下针头放入锐器盒,套回诺和笔套	3	2	1	0		
	安置患者	舒适体位、保暖	3	2	1	0		
	宣教注意事项	告知患者和/或家属胰岛素注射后的进餐时间。胰岛素的储存和携带。低血糖的症状和防范措施	3	2	1	0		
操作后	质量评价	操作准确、熟练	5	4	3	2—0		
		注意事项提问,回答正确	5	4	3	2—0		

备注说明　"★"项为核心指标,"▲"项为重要指标,其余项均为普通指标。考核结果 = 实际得分 / 应得总分 ×100%。

38 微量注射泵使用操作流程与评分标准

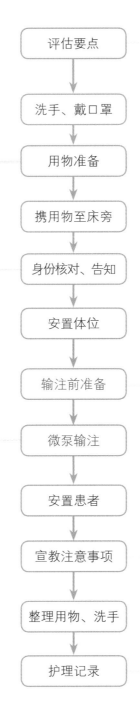

* 治疗盘内备用：按医嘱准备药液、50毫升注射器、延长管、消毒棉签、胶布、输注巡视单、水笔。
* 治疗盘外备用：微量注射泵、快速手消毒液。治疗车下层备医用垃圾桶、生活垃圾桶。
* 检查用物质量及有效期。

* 患者身份核对：至少使用两种身份识别方法。
* 患者告知：向患者和/或家属告知微量注射泵使用目的及方法，以取得配合。

再次核对 — 微泵使用 — 再次核对 — 输注时间记录

* 再次核对：患者身份及药物名称、浓度、剂量、有效期、质量等。
* 微泵使用：按开始键，开始输注。观察药物输注是否通畅，输注局部有无红肿，询问患者主诉。
* 再次核对：患者身份及药物名称、浓度、剂量、有效期、质量等。
* 输注时间记录：在微泵巡视单上记录输注开始时间，并护士签名。

评估要点

洗手、戴口罩

用物准备

携用物至床旁

身份核对、告知

安置体位

输注前准备

微泵输注

安置患者

宣教注意事项

整理用物、洗手

护理记录

* 评估1：患者病情、目前诊断、意识状态、治疗情况、心理状况及合作程度。
* 评估2：患者有无过敏史，注射部位有无红肿、液体外渗等。

放置微泵 — 固定注射器 — 设置速度 — 再次排气 — 连接延长管

* 放置微泵：将微泵安全固定在合适位置，打开电源开关。
* 固定注射器：将注射器与输液延长管连接，排气至延长管乳头端，正确固定于微泵槽内，注射器刻度朝外。
* 设置速度：按医嘱设置所需速度。
* 再次排气：连续按两次"快速键"。
* 连接延长管：将延长管与患者静脉端连接，无气泡。

* 告知患者和/或家属药液注射完毕的报警提示，呼叫器放置于患者可触及处。
* 不能任意调节微泵速度。

药物名称、输注速度、时间。

· 微量注射泵使用操作评分标准 ·

项 目		操作要求	评分等级及分值				得分	存在问题
			A	B	C	D		
操作前	目的	准确控制输液速度,使药物输注速度均匀、用量准确,保证用药安全	5	4	3	2—0		
	评估要点	评估1:患者病情、目前诊断、意识状态、治疗情况、心理状况及合作程度	5	4	3	2—0		
		评估2:患者有无过敏史,注射部位有无红肿、液体外渗等	3	2	1	0		
	护士准备	规范洗手,戴好口罩	3	2	1	0		
	用物准备	备齐用物,放置合理	3	2	1	0		
		检查用物质量及有效期	5	4	3	2—0		
操作过程	身份核对、告知	患者身份核对:至少使用两种身份识别方法	5	4	3	2—0		
		患者告知:向患者和/或家属告知微量注射泵使用目的及方法,以取得配合	3	2	1	0		
	安置体位	取合适的体位	3	2	1	0		
	输注前准备	放置微泵:将微泵安全固定在合适位置,打开电源开关	3	2	1	0		
		固定注射器:将注射器与输液延长管连接,排气至延长管乳头端,正确固定于微泵槽内,注射器刻度朝外▲	8	7—5	4	3—0		
		设置速度:按医嘱设置所需速度★	10	9—6	5	4—0		
		再次排气:连续按两次"快速键"	3	2	1	0		
		连接延长管:将延长管与患者静脉通道连接,无气泡▲	8	7—5	4	3—0		
	微泵输注	再次核对:患者身份及药物名称、浓度、剂量、有效期、质量等	3	2	1	0		
		微泵使用:按开始键,开始输注。观察药物输注是否通畅,输注局部有无红肿,询问患者主诉▲	8	7—5	4	3—0		
		再次核对:患者身份及药物名称、浓度、剂量、有效期、质量等	3	2	1	0		
		输注时间记录:在微泵巡视单上记录输注开始时间,并护士签名	3	2	1	0		
	安置患者	舒适体位、保暖	3	2	1	0		
	宣教注意事项	告知患者和/或家属药液注射完毕的报警提示,呼叫器放置于患者可触及处。不能任意调节微泵速度	3	2	1	0		
操作后	质量评价	操作准确、熟练	5	4	3	2—0		
		注意事项提问,回答正确	5	4	3	2—0		

备注说明 "★"项为核心指标,"▲"项为重要指标,其余项均为普通指标。考核结果 = 实际得分 / 应得总分 ×100%。

39 输液泵使用操作流程与评分标准

* 治疗盘内备用：按医嘱准备药液、一次性输液器、消毒棉签、胶布、输注巡视单、水笔。
* 治疗盘外备用：输液泵、快速手消毒液。治疗车下层备医用垃圾桶、生活垃圾桶。
* 检查用物质量及有效期。

评估要点

* 评估1：患者病情、目前诊断、意识状态、治疗情况、心理状况及合作程度。
* 评估2：患者有无过敏史，注射部位有无红肿、液体外渗等。

洗手、戴口罩

用物准备

将输液器与输液瓶连接

排气 — 固定输液器 — 设置参数 — 再次排气 — 输液观察 — 连接输液管

* 排气：将液体挂在输液架上，排气。
* 固定输液器：打开输液泵电源开关，打开"泵门"，将输液管道正确放置在输液泵的管道槽中，再次检查输液泵内有无残留气体，关闭"泵门"，注意不要挤压管道。
* 设置参数：调节输液速度，预定输液量和其他参数。
* 再次排气：按快速键再次排气。
* 确认静脉通道是否通畅。
* 将输液管与患者输液端连接。

携用物至床旁

* 患者身份核对：至少使用两种身份识别方法。
* 患者告知：向患者和/或家属告知输液泵使用目的及方法，以取得配合。

身份核对、告知

安置体位

输液前准备

注意点

* 输液泵不适用输血患者。
* 输液泵第一次使用或间隔较长时间未用，应充电至少12小时以上才可使用。
* 充分使用内置电源1次/周。
* 输液泵内避免进水。
* 随时查看输液泵的工作状态，及时排除报警、故障，防止液体输入失控。
* 观察穿刺部位皮肤情况，防止发生液体外渗，出现外渗及时处理。

输液泵输液

再次核对 — 输液泵使用 — 输液观察 — 再次核对

* 再次核对患者身份。
* 输液泵使用：启动输液泵，开始静脉输液。
* 观察通道是否通畅，输液局部有无红肿。
* 再次核对患者身份。

安置患者

宣教注意事项

* 告知患者和/或家属报警的提示，呼叫器放置于患者可触及处。
* 不能随意调节输液泵速度。

整理用物、洗手

护理记录

药物名称，输注速度、时间。

127

· 输液泵使用操作评分标准 ·

项目		操作要求	评分等级及分值 A	B	C	D	得分	存在问题
操作前	目的	准确控制输液速度,使药物输注速度均匀、用量准确,保证用药安全	5	4	3	2—0		
	评估要点	评估1:患者病情、目前诊断、意识状态、治疗情况、心理状况及合作程度	5	4	3	2—0		
		评估2:患者有无过敏史,注射部位有无红肿、液体外渗等	3	2	1	0		
	护士准备	规范洗手,戴好口罩	3	2	1	0		
	用物准备	备齐用物,放置合理	3	2	1	0		
		检查用物质量及有效期	5	4	3	2—0		
操作过程	身份核对、告知	患者身份核对:至少使用两种身份识别方法	5	4	3	2—0		
		患者告知:向患者和/或家属告知输液泵使用目的及方法,以取得配合	3	2	1	0		
	安置体位	取合适的体位	3	2	1	0		
	输液前准备	排气:将液体挂在输液架上,排气	3	2	1	0		
		固定输液器:打开输液泵电源开关,打开"泵门",将输液管道正确放置在输液泵的管道槽中,再次检查输液泵内有无残留气体,关闭"泵门",注意不要挤压管道▲	8	7—5	4	3—0		
		设置参数:调节输液速度,预定输液量和其他参数★	10	9—6	5	4—0		
		再次排气:按快速键再次排气▲	8	7—5	4	3—0		
		确认静脉通道是否通畅	3	2	1	0		
		将输液管与患者输液端连接	3	2	1	0		
	输液泵输液	再次核对患者身份	3	2	1	0		
		输液泵使用:启动输液泵,开始静脉输液▲	8	7—5	4	3—0		
		观察通道是否通畅,输液局部有无红肿	3	2	1	0		
		再次核对患者身份	3	2	1	0		
	安置患者	舒适体位、保暖	3	2	1	0		
	宣教注意事项	告知患者和/或家属报警的提示,呼叫器放置于患者可触及处。不能随意调节输液泵速度	3	2	1	0		
操作后	质量评价	操作准确、熟练	5	4	3	2—0		
		注意事项提问,回答正确	5	4	3	2—0		

备注说明 "★"项为核心指标,"▲"项为重要指标,其余项均为普通指标。考核结果＝实际得分/应得总分×100%。

第七章

舒适与安全管理技术

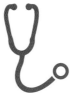

40 口腔护理操作流程与评分标准

· 口腔护理操作流程 ·

* 评估 1：患者病情、目前诊断、意识状态、治疗情况、心理状况及合作程度。
* 评估 2：患者口腔卫生状况。

评估要点

洗手、戴口罩

用物准备

* 治疗盘内备用：治疗碗 2 个（分别盛漱口溶液和浸湿的无菌棉球）、弯盘、镊子、弯血管钳、压舌板、吸水管、干棉签、液状石蜡油、手电筒、纱布数块、海绵棒，必要时备张口器、舌钳。
* 治疗盘外备用：常用的漱口液（见表 1）、口腔外用药（按需要准备，常用的有西瓜霜、锡类散等）、一次性治疗巾、快速手消毒液。治疗车下层备医用垃圾桶、生活垃圾桶。
* 检查用物质量及有效期。

携用物至床旁

* 患者身份核对：至少使用两种身份识别方法。
* 患者告知：向患者和 / 或家属告知口腔护理目的及方法，以取得配合。

身份核对、告知

安置体位

取侧卧位或仰卧位，头偏向一侧。

擦洗顺序—协助漱口—再次检查口腔—口腔疾患处理—清点棉球

* 擦洗顺序：嘱患者咬合上、下齿，依次纵向擦洗从磨牙到门齿的上、下外侧面。嘱患者张口，依次擦洗牙齿左上内侧面、左上咬合面、左下内侧面、左下咬合面，再弧形擦洗左侧颊部，同法擦洗右侧颊部，擦洗硬腭部、舌面及舌下。
* 协助漱口：擦洗完毕，协助患者用温开水漱口。
* 再次检查口腔：确定口腔是否清洁。
* 口腔疾患处理：若有溃疡，酌情涂药于溃疡处；口唇干裂者涂石蜡油。
* 清点棉球数。

铺巾—取下活动性义齿—湿润口唇—漱口—检查口腔

* 铺巾：颌下铺一次性治疗巾，将弯盘放于口角旁。
* 取下活动性义齿：戴手套，若有活动性义齿，应先取下后用冷水冲洗干净。
* 湿润口唇：用棉签湿润口唇。
* 漱口：协助患者漱口（昏迷患者禁忌）。
* 检查口腔：观察患者口腔内有无出血、真菌感染等异常现象，用温水漱口。

口腔清洁前准备

口腔清洁

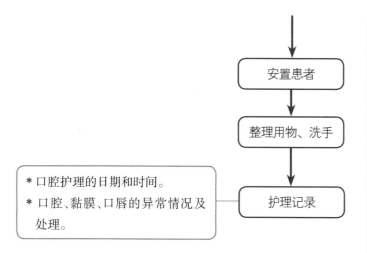

安置患者

整理用物、洗手

护理记录

* 口腔护理的日期和时间。
* 口腔、黏膜、口唇的异常情况及处理。

注意点

* 若患者有活动性义齿,应先取下再进行操作。操作时动作应轻柔,避免金属钳端碰到牙齿,损伤黏膜及牙龈,对凝血功能差的患者尤其注意。

* 昏迷患者禁止漱口,以免引起误吸。

* 使用的棉球不可过湿,以不能挤出液体为宜,防止因水分过多造成误吸。擦洗时用血管钳夹紧棉球,每次一个,防止棉球遗留在口腔内。护士操作前后应清点棉球数量。

* 观察口腔时,对长期使用抗菌药物和激素的患者,应注意观察口腔内有无真菌感染。

* 传染病患者的用物应按消毒隔离原则进行处理。

* 附表

表1 口腔护理常用溶液

溶液名称	作用及适用范围
生理盐水	清洁口腔,预防感染
1%~3% 过氧化氢溶液	防腐、防臭,适用于口腔感染,有溃疡、坏死组织者
1%~4% 碳酸氢钠溶液	属碱性溶液,适用于真菌感染
0.02% 呋喃西林溶液	清洁口腔,广谱抗菌
0.02% 洗必泰溶液	清洁口腔,广谱抗菌
0.1% 醋酸溶液	适用于绿脓杆菌感染
2%~3% 硼酸溶液	酸性防腐溶液,有抑制细菌作用
0.08% 甲硝唑溶液	适用于厌氧菌感染

· 口腔护理操作评分标准 ·

项目		操作要求	评分等级及分值				得分	存在问题
			A	B	C	D		
操作前	目的	保持口腔清洁、湿润,预防口腔感染等并发症。预防或减轻口腔异味,清除牙垢,增进食欲,确保患者舒适。评估口腔内的变化,如黏膜、舌苔及牙龈等,提供患者病情动态变化的信息	5	4	3	2—0		
	评估要点	评估1:患者病情、目前诊断、意识状态、治疗情况、心理状况及合作程度	5	4	3	2—0		
		评估2:患者口腔卫生状况	3	2	1	0		
	护士准备	规范洗手,戴好口罩	3	2	1	0		
	用物准备	备齐用物,放置合理	3	2	1	0		
		检查用物质量及有效期	5	4	3	2—0		
操作过程	身份核对、告知	患者身份核对:至少使用两种身份识别方法	5	4	3	2—0		
		患者告知:向患者和/或家属告知口腔护理目的及方法,以取得配合	3	2	1	0		
	安置体位	取侧卧位或仰卧位,头偏向一侧	3	2	1	0		
	口腔清洁前准备	铺巾:颌下铺一次性治疗巾,将弯盘放于口角旁	3	2	1	0		
		取下活动性义齿:戴手套,若有活动性义齿,应先取下后用冷水冲洗干净	3	2	1	0		
		湿润口唇:用棉签湿润口唇	3	2	1	0		
		漱口:协助患者漱口(昏迷患者禁忌)	3	2	1	0		
		检查口腔:观察患者口腔内有无出血、真菌感染等异常现象,用温水漱口	3	2	1	0		
	口腔清洁	擦洗顺序:嘱患者咬合上、下齿,依次纵向擦洗从磨牙到门齿的上、下外侧面。嘱患者张口,依次擦洗牙齿左上内侧面、左上咬合面、左下内侧面、左下咬合面,再弧形擦洗颊部,擦洗硬腭部、舌面及舌下★	10	9—6	5	4—0		
		协助漱口:擦洗完毕,协助患者用温开水漱口	3	2	1	0		
		再次检查口腔:确定口腔是否清洁	3	2	1	0		
		口腔疾患处理:若有溃疡,酌情涂药于溃疡处;口唇干裂者涂石蜡油	3	2	1	0		
		清点棉球数	3	2	1	0		
	安置患者	舒适体位、保暖	3	2	1	0		
操作后	质量评价	操作准确、熟练	5	4	3	2—0		
		注意事项提问,回答正确	5	4	3	2—0		

备注说明 "★"项为核心指标,"▲"项为重要指标,其余项均为普通指标。考核结果 = 实际得分 / 应得总分 ×100%。

41 气管插管患者口腔冲洗操作流程与评分标准

```
┌─────────────┐        * 评估1:患者病情、目前诊断、意识状
│   评估要点   │          态、治疗情况、心理状态及合作程度。
└──────┬──────┘        * 评估2:患者口腔卫生状况及插
       ↓                  管固定情况。
┌─────────────┐
│  洗手、戴口罩 │
└──────┬──────┘
       ↓                * 治疗盘内备用:手套、治疗碗(内
┌─────────────┐          盛生理盐水)、20毫升注射器、手电
│   用物准备   │          筒、压舌板、牙垫、吸痰管、布胶。
└──────┬──────┘        * 治疗盘外备用:电动吸引器或中心
       ↓                  吸引装置、一次性治疗巾、快速手消
┌─────────────┐          毒液。治疗车下层备医用垃圾桶、
│  携用物至床旁 │          生活垃圾桶。
└──────┬──────┘        * 检查用物质量及有效期。
       ↓
┌─────────────┐
│ 身份核对、告知 │
└──────┬──────┘
       ↓                抬高床头,取侧卧位或仰卧位,头
┌─────────────┐        偏向一侧。
│   安置体位   │
└──────┬──────┘
       ↓
┌─────────────┐        铺巾 — 双人检查插管的深度 —
│ 口腔冲洗前准备 │        检查气囊 — 去除胶布 — 检查口
└──────┬──────┘        腔 — 吸痰
       ↓                * 铺巾:颌下铺一次性治疗巾。
┌─────────────┐        * 双人检查插管的深度:口腔插管
│   口腔冲洗   │          与门齿的距离。
└─────────────┘
```

* 患者身份核对:至少使用两种身份识别方法。
* 患者告知:向患者和/或家属告知口腔冲洗目的及方法,以取得配合。

冲洗口腔 — 再次检查口腔 — 口腔疾患处理
* 冲洗口腔:用去除针头的20毫升注射器抽取生理盐水,从上方口角牙垫孔处缓慢注入口腔,另一名护士从下方口角插入吸痰管,吸出口腔内液体,反复冲洗几次,直至冲洗液澄清为止。冲洗时,注意观察患者心率、血压及血氧饱和度的变化。
* 再次检查口腔:由内向外依次检查舌腭弓、咽腭弓、软腭、口角、颊、唇等部位。
* 口腔疾患处理:若有溃疡,酌情涂药于溃疡处;口唇干裂者涂石蜡油。

* 检查气囊:检查气管插管的气囊有无漏气,提前调节适当压力。
* 去除胶布:戴手套,去除固定插管的胶布或系带,取出牙垫。
* 检查口腔:由内向外依次检查舌腭弓、咽腭弓、软腭、口角、颊、唇等部位。
* 吸痰。

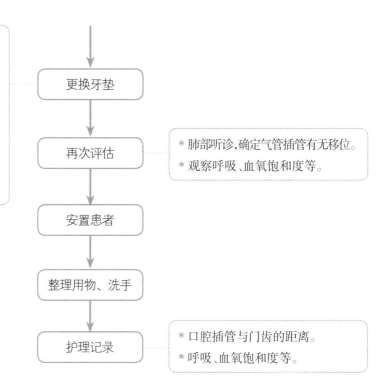

更换牙垫 — 固定

* 更换牙垫:取出更换的牙垫,确认气管插管深度,擦净面部,从另一侧将牙垫放入上下齿之间,凹面与口腔插管契合,调整气囊压力。
* 固定:将牙垫与口腔插管用布胶固定。

更换牙垫

再次评估
* 肺部听诊,确定气管插管有无移位。
* 观察呼吸、血氧饱和度等。

安置患者

整理用物、洗手

护理记录
* 口腔插管与门齿的距离。
* 呼吸、血氧饱和度等。

· 气管插管患者口腔冲洗操作评分标准 ·

项目		操作要求	评分等级及分值				得分	存在问题
			A	B	C	D		
操作前	目的	预防口腔内切口感染。保持口腔清洁、湿润,去除口臭、牙垢,保证患者舒适。观察口腔黏膜、舌苔及口腔内切口的变化,提供病情变化的信息	5	4	3	2—0		
	评估要点	评估1:患者病情、目前诊断、意识状态、治疗情况、心理状态及合作程度	5	4	3	2—0		
		评估2:患者口腔卫生状况及插管固定情况	3	2	1	0		
	护士准备	规范洗手,戴好口罩	3	2	1	0		
	用物准备	备齐用物,放置合理	3	2	1	0		
		检查用物质量及有效期	5	4	3	2—0		
操作过程	身份核对、告知	患者身份核对:至少使用两种身份识别方法	5	4	3	2—0		
		患者告知:向患者和/或家属告知口腔冲洗目的及方法,以取得配合	3	2	1	0		
	安置体位	抬高床头,取侧卧位或仰卧位,头偏向一侧	3	2	1	0		
	口腔冲洗前准备	铺巾:颌下铺一次性治疗巾	3	2	1	0		
		双人检查插管的深度:口腔插管与门齿的距离▲	8	7—5	4	3—0		
		检查气囊:检查气管插管的气囊有无漏气,提前调节适当压力▲	8	7—5	4	3—0		
		去除胶布:戴手套,去除固定插管的胶布或系带,取出牙垫	3	2	1	0		
		检查口腔:由内向外依次检查舌腭弓、咽腭弓、软腭、口角、颊、唇等部位	3	2	1	0		
		吸痰	3	2	1	0		
	口腔冲洗	冲洗口腔:用去除针头的20毫升注射器抽取生理盐水,从上方口角牙垫孔处缓慢注入口腔,另一名护士从下方口角插入吸痰管,吸出口内液体,反复冲洗几次,直至冲洗液澄清为止。冲洗时,注意观察患者心率、血压及血氧饱和度的变化★	10	9—6	5	4—0		
		再次检查口腔:由内向外依次检查舌腭弓、咽腭弓、软腭、口角、颊、唇等部位	3	2	1	0		
		口腔疾患处理:若有溃疡,酌情涂药于溃疡处;口唇干裂者涂石蜡油	3	2	1	0		
	更换牙垫	更换牙垫:取出更换的牙垫,确认气管插管深度,擦净面部,从另一侧将牙垫放入上下齿之间,凹面与口腔插管契合,调整气囊压力▲	8	7—5	4	3—0		
		固定:将牙垫与口腔插管用布胶固定	3	2	1	0		
	再次评估	肺部听诊,确定气管插管有无移位	3	2	1	0		
		观察呼吸、血氧饱和度等	3	2	1	0		
	安置患者	舒适体位、保暖	3	2	1	0		
操作后	质量控制	操作准确、熟练	5	4	3	2—0		
		注意手法提问,回答正确	5	4	3	2—0		

备注说明 "★"项为核心指标,"▲"项为重要指标,其余项均为普通指标。考核结果=实际得分/应得总分×100%。

42 温水或酒精擦浴操作流程与评分标准

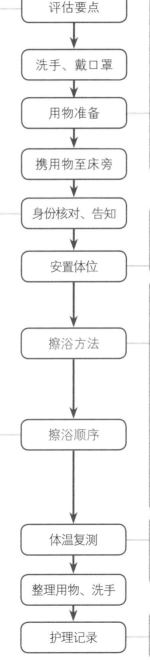

* 评估1:患者病情、目前诊断、体温变化、意识状态、治疗情况、心理状况及合作程度。
* 评估2:患者有无酒精过敏史及皮肤状况。

评估要点

* 脸盆自备(盛放32—34摄氏度温水,为2/3满,或盛放30摄氏度的25%—35%酒精200—300毫升)、浴巾2条、小毛巾2条、清洁衣裤一套、热水袋(加布套)、冰袋(加布套)、水温计、体温计、快速手消毒液。治疗车下层备医用垃圾桶、生活垃圾桶。
* 检查用物质量及有效期。

洗手、戴口罩

用物准备

携用物至床旁

* 患者身份核对:至少使用两种身份识别方法。
* 患者告知:向患者和/或家属告知温水或酒精擦浴目的及方法,以取得配合。

身份核对、告知

安置体位

* 注意保护患者隐私(操作前使用床帘等遮蔽)。调节室温,关闭门窗。
* 取合适的体位。

擦拭上肢
* 自颈部外侧沿上臂外侧擦至手背。
* 自侧胸部经腋窝内侧擦至手心。
* 同法擦另一侧上肢。
* 患者侧卧露出背部,自颈下肩部擦至臀部。
* 更换上衣。
擦拭下肢
* 自髋部沿腿的外侧擦至足背。
* 自腹股沟沿腿的内侧擦至踝部。
* 自股下大腿后侧经腘窝擦至足跟。
* 同法擦另一侧下肢。
* 更换裤子。
* 擦拭总时间控制在20分钟内。

擦浴方法

放置冰袋与热水袋—暴露部位—擦浴方法
* 放置冰袋与热水袋:将加布套的冰袋放于头部,将加布套的热水袋放在足底。
* 暴露部位:协助患者露出擦拭部位,身下垫浴巾。
* 擦浴方法:将小毛巾拧至半干缠在手上呈手套式,以离心方向边擦浴边按摩,毛巾湿度适宜,擦毕用大毛巾擦干皮肤。

擦浴顺序

注意点
* 擦拭过程中,注意观察局部皮肤情况及患者反应。
* 腋窝和肘窝、腹股沟和腘窝等有大血管经过的浅表处,应多擦拭片刻。胸前区、腹部、后颈、足底为擦浴的禁忌部位。新生儿及血液病高热患者禁用酒精擦浴。

体温复测

* 擦浴后30分钟测量体温。
* 体温降至39摄氏度以下,取下头部冰袋。

整理用物、洗手

护理记录

* 擦浴的时间、患者的反应。
* 降温后的体温。

137

·温水或酒精擦浴操作评分标准·

项目		操作要求	评分等级及分值				得分	存在问题
			A	B	C	D		
操作前	目的	为高热患者降温	5	4	3	2—0		
	评估要点	评估1:患者病情、目前诊断、体温变化、意识状态、治疗情况、心理状况及合作程度	5	4	3	2—0		
		评估2:患者有无酒精过敏史及皮肤状况	3	2	1	0		
	护士准备	规范洗手,戴好口罩	3	2	1	0		
	用物准备	备齐用物,放置合理	3	2	1	0		
		检查用物质量及有效期	5	4	3	2—0		
操作过程	身份核对、告知	患者身份核对:至少使用两种身份识别方法	5	4	3	2—0		
		患者告知:向患者和/或家属告知温水或酒精擦浴目的及方法,以取得配合	3	2	1	0		
	安置体位	注意保护患者隐私(操作前使用床帘等遮蔽)。调节室温,关闭门窗	3	2	1	0		
		取合适的体位	3	2	1	0		
	擦浴方法	放置冰袋与热水袋:将加布套的冰袋放于头部,将加布套的热水袋放在足底	3	2	1	0		
		暴露部位:协助患者露出擦试部位,身下垫浴巾	3	2	1	0		
		擦浴方法:将小毛巾拧至半干缠在手上呈手套式,以离心方向边擦浴边按摩,毛巾湿度适宜,擦毕用大毛巾擦干皮肤★	10	9—6	5	4—0		
	擦浴顺序	自颈部外侧沿上臂外侧擦至手背	5	4	3	2—0		
		自侧胸部经腋窝内侧擦至手心	5	4	3	2—0		
		同法擦另一侧上肢	5	4	3	2—0		
		患者侧卧露出背部,自颈下肩部擦试臀部	5	4	3	2—0		
		更换上衣	5	4	3	2—0		
		自髋部沿腿的外侧擦至足背	5	4	3	2—0		
		自腹股沟沿腿的内侧擦至踝部	5	4	3	2—0		
		自股下大腿后侧经腘窝擦至足跟	5	4	3	2—0		
		同法擦另一侧下肢	5	4	3	2—0		
		更换裤子	3	2	1	0		
		擦试总时间控制在20分钟内	3	2	1	0		
	体温复测	擦浴后30分钟测量体温。体温降至39摄氏度以下,取下头部冰袋	3	2	1	0		
	安置患者	移去热水袋。体位舒适、保暖	3	2	1	0		
操作后	质量评价	操作准确、熟练	5	4	3	2—0		
		注意事项提问,回答正确	5	4	3	2—0		

备注说明 "★"项为核心指标,"▲"项为重要指标,其余项均为普通指标。考核结果=实际得分/应得总分×100%。

43 冰袋或冰帽使用操作流程与评分标准

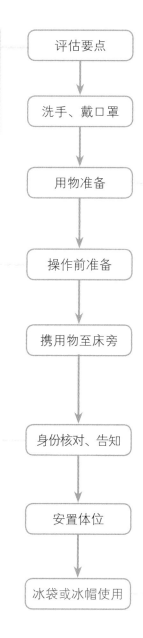

· 冰袋或冰帽使用操作流程 ·

* 评估 1：患者病情、目前诊断、体温变化、意识状态、治疗情况、心理状况及合作程度。
* 评估 2：患者局部皮肤的颜色、温度及有无感觉障碍。

评估要点

洗手、戴口罩

用物准备

* 手套、碎冰块、冰袋（加布套）或冰帽、棉垫、干棉球、体温计、快速手消毒液。治疗车下层备医用垃圾桶、生活垃圾桶。
* 检查用物质量及有效期。

* 测量患者体温并记录。
* 用冷水冲去冰块棱角。
* 将碎冰块装入冰帽内（1/2 满）。
* 平放排气后，将冰帽口旋紧，倒提检查有无漏水，擦干冰帽。
* 一次性冰袋完好无渗漏。
* 冰袋外加布套。

操作前准备

携用物至床旁

放置冰帽 — 放置时间
* 放置冰帽：将冰帽戴在患者头部，枕骨隆突处及双耳廓用小棉垫保护，防止冻伤，耳朵塞棉球。
* 放置时间：< 30 分钟。

放置冰袋 — 放置时间
* 放置冰袋：将冰袋放在体表大血管处，如颈部两侧、腋窝、腹股沟等。禁止放于枕后、耳廓、颈后、心前区、腹部、阴囊、足底。

* 患者身份核对：至少使用两种身份识别方法。
* 患者告知：向患者和／或家属告知冰袋或冰帽使用目的及方法，以取得配合。

身份核对、告知

安置体位

* 放置时间：< 30 分钟。

注意点 注意观察患者皮肤情况，严格进行交接，若患者发生局部皮肤苍白、青紫或者有麻木感时，应立即停止使用，防止发生冻伤。

冰袋或冰帽使用

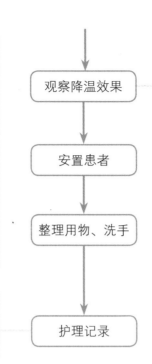

注意点

* 查看冰袋有无破损、漏水现象。冰袋适用于体温在38.5摄氏度以上的发热患者,软组织挫伤或扭伤患者,软组织早期炎症以及鼻出血患者。

* 对局部血液循环明显不良、慢性炎症或深部有化脓性病灶者禁用。对冷过敏者、心脏病及体质虚弱者应慎用冷疗法。

* 冰袋或冰帽使用部位、时间、效果,患者反应。

* 降温后的体温。

降温30分钟后再测量体温。

注意点 降温掌握适度,一般降至38摄氏度左右即可,肛温维持在33摄氏度左右,不低于30摄氏度。

观察降温效果

安置患者

整理用物、洗手

护理记录

· 冰袋或冰帽使用操作评分标准 ·

项 目		操作要求	评分等级及分值				得分	存在问题
			A	B	C	D		
操作前	目的	为高热患者降温。为患者实施局部消肿,减轻充血和出血,限制炎症扩散,减轻疼痛。为患者实施头部降温,防止脑水肿,并降低脑细胞的代谢,减少其耗氧量,提高脑细胞对缺氧的耐受性	5	4	3	2—0		
	评估要点	评估 1:患者病情、目前诊断、体温变化、意识状态、治疗情况、心理状况及合作程度	5	4	3	2—0		
		评估 2:患者局部皮肤的颜色、温度及有无感觉障碍	3	2	1	0		
	护士准备	规范洗手,戴好口罩	3	2	1	0		
	用物准备	测量患者体温并记录。用冷水冲去冰块棱角。将碎冰块装入冰帽内(1/2 满)。平放排气后,将冰帽口旋紧,倒提检查有无漏水,擦干冰帽。一次性冰袋完好无渗漏。冰袋外加布套	3	2	1	0		
		检查用物质量及有效期	5	4	3	2—0		
操作过程	身份核对、告知	患者身份核对:至少使用两种身份识别方法	5	4	3	2—0		
		患者告知:向患者和 / 或家属告知冰袋或冰帽使用目的及方法,以取得配合	3	2	1	0		
	安置体位	取合适的体位	3	2	1	0		
	冰袋或冰帽使用	放置冰帽:将冰帽戴在患者头部,枕骨隆突处及双耳廓用小棉垫保护,防止冻伤,耳朵塞棉球★	10	9—6	5	4—0		
		放置时间:< 30 分钟	3	2	1	0		
		放置冰袋:将冰袋放在体表大血管处,如颈部两侧、腋窝、腹股沟等。禁止放于枕后、耳廓、颈后、心前区、腹部、阴囊、足底★	10	9—6	5	4—0		
		放置时间:< 30 分钟	3	2	1	0		
		(注意点)观察患者皮肤情况,严格进行交接,若患者发生局部皮肤苍白、青紫或者有麻木感时,应立即停止使用,防止发生冻伤	3	2	1	0		
	观察降温效果	降温 30 分钟后再测量体温	3	2	1	0		
		(注意点)降温掌握适度,一般降至 38 摄氏度左右即可,肛温维持在 33 摄氏度左右,不低于 30 摄氏度	3	2	1	0		
	安置患者	舒适体位、保暖	3	2	1	0		
操作后	质量评价	操作准确、熟练	5	4	3	2—0		
		注意事项提问,回答正确	5	4	3	2—0		

备注说明 "★"项为核心指标,"▲"项为重要指标,其余项均为普通指标。考核结果 = 实际得分 / 应得总分 ×100%。

44 协助患者移向床头操作流程与评分标准

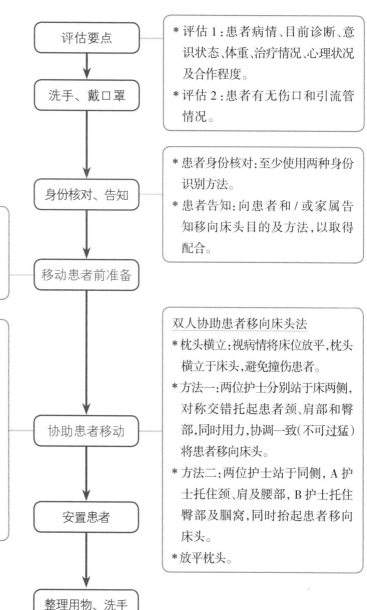

评估要点 —— *评估 1:患者病情、目前诊断、意识状态、体重、治疗情况、心理状况及合作程度。
*评估 2:患者有无伤口和引流管情况。

洗手、戴口罩

身份核对、告知 —— *患者身份核对:至少使用两种身份识别方法。
*患者告知:向患者和 / 或家属告知移向床头目的及方法,以取得配合。

移动患者前准备 —— *确定是否固定床刹。
*引流管放置:妥善固定各导管。
*安置体位:患者双手放于胸前或腹部,下肢微曲。

协助患者移动

单人协助患者移向床头法
*枕头横立:视病情将床位放平,枕头横立于床头,避免撞伤患者。
*护士准备:护士一手伸入患者肩下,另一手托住臀部,注意节力原则。
*指导患者:嘱患者双手握住床头栏,双脚用力蹬床面,与护士一起挺身上移。
*放平、垫好枕头。

双人协助患者移向床头法
*枕头横立:视病情将床位放平,枕头横立于床头,避免撞伤患者。
*方法一:两位护士分别站于床两侧,对称交错托起患者颈、肩部和臀部,同时用力,协调一致(不可过猛)将患者移向床头。
*方法二:两位护士站于同侧,A 护士托住颈、肩及腰部,B 护士托住臀部及腘窝,同时抬起患者移向床头。
*放平枕头。

安置患者

整理用物、洗手

·协助患者移向床头操作评分标准·

项 目		操作要求	评分等级及分值				得分	存在问题
			A	B	C	D		
操作前	目的	协助滑向床尾而自己不能移动的患者移向床头,使患者舒适	5	4	3	2—0		
	评估要点	评估1:患者病情、目前诊断、意识状态、体重、治疗情况、心理状况及合作程度	5	4	3	2—0		
		评估2:患者有无伤口和引流管情况	3	2	1	0		
	护士准备	规范洗手,戴好口罩	3	2	1	0		
操作过程	身份核对、告知	患者身份核对:至少使用两种身份识别方法	5	4	3	2—0		
		患者告知:向患者和/或家属告知移向床头目的及方法,以取得配合	3	2	1	0		
	移动患者前准备	确定是否固定床刹	3	2		0		
		引流管放置:妥善固定各导管▲	8	7—5	4	3—0		
		安置体位:患者双手放于胸前或腹部,下肢微曲	3	2	1	0		
	单人协助移动患者	枕头横立:视病情将床位放平,枕头横立于床头,避免撞伤患者	3	2	1	0		
		护士准备:护士一手伸入患者肩下,另一手托住臀部,注意节力原则	3	2	1	0		
		指导患者:嘱患者双手握住床头栏,双脚用力蹬床面,与护士一起挺身上移★	10	9—6	5	4—0		
		放平、垫好枕头	3	2	1	0		
	双人协助移动患者	枕头横立:视病情将床位放平,枕头横立于床头,避免撞伤患者	3	2	1	0		
		方法一:两位护士分别站于床两侧,对称交错托起患者颈、肩部和臀部,同时用力,协调一致(不可过猛)将患者移向床头★	10	9—6	5	4—0		
		方法二:两位护士站于同侧,A护士托住颈、肩及腰部,B护士托住臀部及腘窝,同时抬起患者移向床头★	10	9—6	5	4—0		
		放平枕头	3	2	1	0		
	安置患者	舒适体位、保暖	3	2	1	0		
操作后	质量评价	操作准确、熟练	5	4	3	2—0		
		注意事项提问,回答正确	5	4	3	2—0		

备注说明 "★"项为核心指标,"▲"项为重要指标,其余项均为普通指标。考核结果=实际得分/应得总分×100%。

45 | 轴线翻身操作流程与评分标准

· 轴线翻身操作流程 ·

双人操作

两名护士站于患者同侧,双手分别放于患者肩部、胸部、腰部、臀部,将患者平移至一侧床旁,翻转至侧卧位。

三人操作

若有颈椎损伤,由三人完成操作。

* A护士:固定头部,使头部、颈部随躯干一起缓慢移动;
  B护士:将双手伸至对侧,分别放于肩部、腰部;
  C护士:将双手伸至对侧,分别放于腰部、臀部。
* 三位护士将头部、颈部、肩部、腰部、臀部保持在同一水平线上,三人同时用力平移至近侧,翻转至侧卧位。

注意点

* 翻转患者时,应注意保持脊柱平直,以维持脊柱的正确生理弯度,避免由于躯干扭曲,加重脊柱骨折、脊髓损伤和关节脱位。翻身角度不可超过60度。避免由于脊柱负重增大而引起关节突骨折。
* 患者有颈椎损伤时,勿扭曲或者旋转患者的头部,以免加重神经损伤,引起呼吸肌麻痹而死亡。

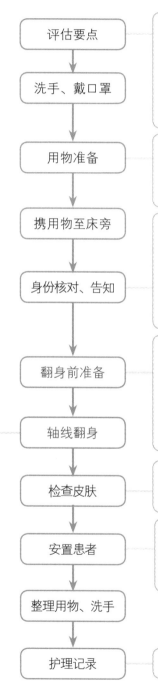

评估要点 → * 评估1:患者病情、目前诊断、意识状态、体重、治疗情况、心理状况及合作程度。
* 评估2:患者损伤部位,有无伤口和引流管情况。

洗手、戴口罩

用物准备 → * 治疗车、软枕2个、翻身巡视单、水笔、胶布、别针、快速手消毒液。
* 检查用物质量及有效期。

携用物至床旁

身份核对、告知 → * 患者身份核对:至少使用两种身份识别方法。
* 患者告知:向患者和/或家属告知轴线翻身目的及方法,以取得配合。

翻身前准备 → * 确定是否固定床刹。
* 引流管放置:妥善固定各导管。
* 安置体位:患者双手放于胸前或腹部,下肢微曲,将患者移至近侧床缘,防止坠床。

轴线翻身

检查皮肤 → 观察受压部位及骨突处皮肤有无发红或破损。

安置患者 → 正确放置软枕:一软枕放于患者背部支持身体,另一软枕放于两膝之间,并使双膝呈自然弯曲状。

整理用物、洗手

护理记录 → 记录翻身时间。

144

· 轴线翻身操作评分标准 ·

项目		操作要求	评分等级及分值				得分	存在问题
			A	B	C	D		
操作前	目的	协助颅骨牵引、脊椎损伤、脊椎手术、髋关节术后的患者在床上翻身。预防脊椎再损伤及关节脱位。预防压疮,增加患者舒适感	5	4	3	2—0		
	评估要点	评估1:患者病情、目前诊断、意识状态、体重、治疗情况、心理状况及合作程度	5	4	3	2—0		
		评估2:患者损伤部位,有无伤口和引流管情况	3	2	1	0		
	护士准备	规范洗手,戴好口罩	3	2	1	0		
	用物准备	备齐用物,放置合理	3	2	1	0		
		检查用物质量及有效期	5	4	3	2—0		
操作过程	身份核对、告知	患者身份核对:至少使用两种身份识别方法	5	4	3	2—0		
		患者告知:向患者和/或家属告知轴线翻身目的及方法,以取得配合	3	2	1	0		
	翻身前准备	确定是否固定床刹	3	2	1	0		
		引流管放置:妥善固定各导管▲	8	7—5	4	3—0		
		安置体位:患者双手放于胸前或腹部,下肢微曲,将患者移至近侧床缘,防止坠床	3	2	1	0		
	轴线翻身双人操作	两名护士站于患者同侧,双手分别放于患者肩部、胸部、腰部、臀部,将患者平移至一侧床旁,翻转至侧卧位★	10	9—6	5	4—0		
		若有颈椎损伤,由三人完成操作	3	2	1	0		
	轴线翻身三人操作	A护士:固定头部,使头部、颈部随躯干一起缓慢移动	3	2	1	0		
		B护士:将双手伸至对侧,分别放于肩部、腰部	3	2	1	0		
		C护士:将双手伸至对侧,分别放于腰部、臀部	3	2	1	0		
		三位护士将头部、颈部、肩部、腰部、臀部保持在同一水平线上,三人同时用力平移至近侧,翻转至侧卧位★	10	9—6	5	4—0		
	检查皮肤	观察受压部位及骨突处皮肤有无发红或破损	3	2	1	0		
	安置患者	正确放置软枕:一软枕放于患者背部支持身体,另一软枕放于两膝之间,并使双膝呈自然弯曲状	3	2	1	0		
操作后	质量评价	操作准确、熟练	5	4	3	2—0		
		注意事项提问,回答正确	5	4	3	2—0		

备注说明 "★"项为核心指标,"▲"项为重要指标,其余项均为普通指标。考核结果 = 实际得分 / 应得总分 ×100%。

46

卧床患者更换床单操作流程与评分标准

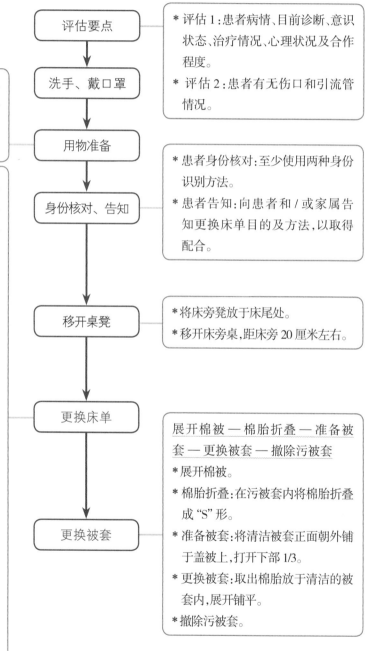

评估要点

* 评估 1：患者病情、目前诊断、意识状态、治疗情况、心理状况及合作程度。
* 评估 2：患者有无伤口和引流管情况。

洗手、戴口罩

* 床单、中单、枕套、被套、床刷及床刷套、必要时备清洁衣裤一套、快速手消毒液。
* 检查用物质量及有效期。

用物准备

* 患者身份核对：至少使用两种身份识别方法。
* 患者告知：向患者和 / 或家属告知更换床单目的及方法，以取得配合。

身份核对、告知

松开床单和中单—引流管放置—安置体位—卷中单—卷床单—铺同侧床单与中单—铺对侧床单与中单

* 松开床单和中单：将床单的各层松开，移枕头至床对侧。
* 引流管放置：妥善固定各导管。
* 安置体位：患者双手放于胸前或腹部，下肢微曲，协助患者翻身至对侧，对侧置床栏，防止坠床。观察皮肤情况。
* 卷中单：扫净中单上的碎屑，卷近侧中单，垫至患者臀下。
* 卷床单：卷近侧床单于患者身下，扫净床褥上的碎屑。
* 铺同侧床单与中单：将清洁床单对齐床中线铺在床上，包紧近侧上下两角，铺好同侧床单与中单，垫入床垫下。
* 铺对侧床单与中单：协助患者翻身，按顺序撤除对侧床单放入治疗车下层，扫净中单、床褥上的碎屑，铺好对侧床单、中单。
* 必要时更换衣裤。

移开桌凳

* 将床旁凳放于床尾处。
* 移开床旁桌，距床旁 20 厘米左右。

更换床单

展开棉被—棉胎折叠—准备被套—更换被套—撤除污被套
* 展开棉被。
* 棉胎折叠：在污被套内将棉胎折叠成 "S" 形。
* 准备被套：将清洁被套正面朝外铺于盖被上，打开下部 1/3。
* 更换被套：取出棉胎放于清洁的被套内，展开铺平。
* 撤除污被套。

更换被套

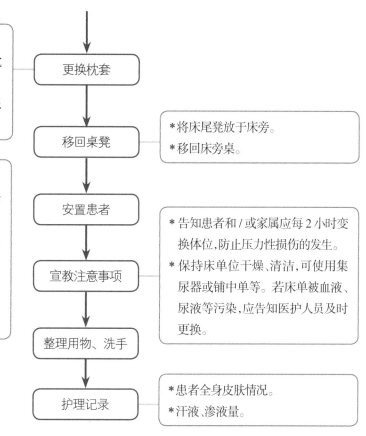

更换枕套 — 放置枕头

* 更换枕套: 换下脏枕套,换上枕
  套,拍松枕芯。
* 放置枕头:枕套开口背门,协助患
  者垫好枕头。

注意点

* 符合铺床的实用、耐用、舒适、安
  全原则。
* 床单中缝与床中线对齐,四角平整。
* 盖被平整,两边内折对称。
* 枕头平整、充实,开口背门。
* 注意省时、节力。
* 病房环境及患者床单位整洁、美观。

更换枕套

移回桌凳
* 将床尾凳放于床旁。
* 移回床旁桌。

安置患者

宣教注意事项
* 告知患者和 / 或家属应每 2 小时变
  换体位,防止压力性损伤的发生。
* 保持床单位干燥、清洁,可使用集
  尿器或铺中单等。若床单被血液、
  尿液等污染,应告知医护人员及时
  更换。

整理用物、洗手

护理记录
* 患者全身皮肤情况。
* 汗液、渗液量。

·卧床患者更换床单操作评分标准·

项目		操作要求	评分等级及分值				得分	存在问题
			A	B	C	D		
操作前	目的	保持患者的清洁,使患者感觉舒适。预防压疮等并发症的发生	5	4	3	2—0		
	评估要点	评估1:患者病情、目前诊断、意识状态、治疗情况、心理状况及合作程度	5	4	3	2—0		
		评估2:患者有无伤口和引流管情况	3	2	1	0		
	护士准备	规范洗手,戴好口罩	3	2	1	0		
	用物准备	备齐用物,放置合理	3	2	1	0		
		检查用物质量及有效期	5	4	3	2—0		
操作过程	身份核对、告知	患者身份核对:至少使用两种身份识别方法	5	4	3	2—0		
		患者告知:向患者和/或家属告知更换床单目的及方法,以取得配合	3	2	1	0		
	移开桌凳	将床旁凳放于床尾处	3	2	1	0		
		移开床旁桌,距床旁20厘米左右	3	2	1	0		
	更换床单	松开床单和中单:将床单的各层松开,移枕头至床对侧	3	2	1	0		
		引流管放置:妥善固定各导管▲	8	7—5	4	3—0		
		安置体位:患者双手放于胸前或腹部,下肢微曲,协助患者翻身至对侧,对侧置床栏,防止坠床。观察皮肤情况	3	2	1	0		
		卷中单:扫净中单上的碎屑,卷近侧中单,垫至患者臀下	3	2	1	0		
		卷床单:卷近侧床单于患者身下,扫净床褥上的碎屑	3	2	1	0		
		铺同侧床单与中单:将清洁床单对齐床中线铺在床上,包紧近侧上下两角,铺好同侧床单与中单,垫入床垫下★	10	9—6	5	4—0		
		铺对侧床单与中单:协助患者翻身,按顺序撤除对侧床单放入治疗车下层,扫净中单、床褥上的碎屑,铺好对侧床单与中单★	10	9—6	5	4—0		
		必要时更换衣裤	3	2	1	0		
	更换被套	展开棉被	3	2	1	0		
		棉胎折叠:在污被套内将棉胎折叠成"S"形	3	2	1	0		
		准备被套:将清洁被套正面朝外铺于盖被上,打开下部1/3	3	2	1	0		
		更换被套:取出棉胎放于清洁的被套内,展开铺平★	10	9—6	5	4—0		
		撤除污被套	3	2	1	0		
	更换枕套	更换枕套:换下脏枕套,换上枕套,拍松枕芯	3	2	1	0		
		放置枕头:枕套开口背门,协助患者垫好枕头	3	2	1	0		
	移回桌凳	将床尾凳放于床旁	3	2	1	0		
		移回床旁桌	3	2	1	0		
	安置患者	舒适体位、保暖	3	2	1	0		
	宣教注意事项	告知患者和/或家属应每2小时变换体位,防止压力性损伤的发生。保持床单位干燥、清洁,可使用集尿器或铺中单等。若床单被血液、尿液等污染,应告知医护人员及时更换	3	2	1	0		
操作后	质量评价	操作准确、熟练	5	4	3	2—0		
		注意事项提问,回答正确	5	4	3	2—0		

备注说明 "★"项为核心指标,"▲"项为重要指标,其余项均为普通指标。考核结果=实际得分/应得总分×100%。

47 背部护理操作流程与评分标准

·背部护理操作流程·

* 脸盆自备(盛50—52摄氏度的温水)、床刷、床刷套、浴巾、小毛巾、水温计、清洁衣裤一套、快速手消毒液,必要时备按摩乳液。治疗车下层备医用垃圾桶、生活垃圾桶。
* 检查用物质量及有效期。

* 患者身份核对:至少使用两种身份识别方法。
* 患者告知:向患者和/或家属告知背部护理目的及方法,以取得配合。

将小毛巾包裹在手上呈手套状,左手固定患者肩部,右手用毛巾依次擦洗患者的颈部、肩部、背部及臀部。

用热毛巾沿脊柱两侧按摩,由靠近尾骶部开始旋转向上至肩部,保持毛巾较高温度,有条件可用按摩乳液。

注意点
* 按摩力度适中,避免用力过大造成皮肤损伤,肥胖患者可增加按摩力度。骨隆突部位应特别注意按摩。
* 操作过程中,注意监测患者生命体征,若有异常应立即停止操作。
* 护士在操作时,应遵循人体力学原则,注意节时、省力。

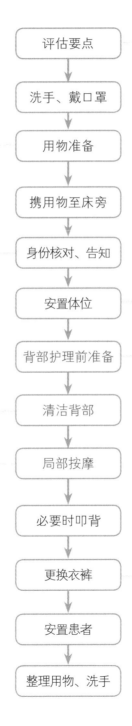

评估要点
↓
洗手、戴口罩
↓
用物准备
↓
携用物至床旁
↓
身份核对、告知
↓
安置体位
↓
背部护理前准备
↓
清洁背部
↓
局部按摩
↓
必要时叩背
↓
更换衣裤
↓
安置患者
↓
整理用物、洗手

* 评估1:患者病情、目前诊断、意识状态、治疗情况、心理状况及合作程度。
* 评估2:患者背部皮肤情况,有无伤口和引流管。

* 注意保护患者隐私(操作前使用床帘等遮蔽),保暖。调节室温,关闭门窗。
* 取侧卧位。

引流管放置—准备温水—患者准备—检查皮肤
* 引流管放置:妥善固定各导管。
* 准备温水:将盛有温水的脸盆放于床旁桌或凳子上。
* 患者准备:将患者枕头稍移向操作者侧,背部朝向操作者并靠近床沿,防止坠床。脱去患者一侧衣袖垫于背下(或浴巾),褪裤至臀下。
* 检查皮肤:检查患者背部皮肤及骨隆突处。

撤除浴巾,穿同侧衣服,至对侧穿衣、裤。

· 背部护理操作评分标准 ·

项	目	操作要求	评分等级及分值 A	评分等级及分值 B	评分等级及分值 C	评分等级及分值 D	得分	存在问题
操作前	目的	促进皮肤血液循环,预防压疮等并发症的发生。观察患者一般情况、皮肤有无破损,满足患者身心的需求	5	4	3	2—0		
	评估要点	评估1:患者病情、目前诊断、意识状态、治疗情况、心理状况及合作程度	5	4	3	2—0		
		评估2:患者背部皮肤情况,有无伤口和引流管	3	2	1	0		
	护士准备	规范洗手,戴好口罩	3	2	1	0		
	用物准备	备齐用物,放置合理	3	2	1	0		
		检查用物质量及有效期	5	4	3	2—0		
操作过程	身份核对、告知	患者身份核对:至少使用两种身份识别方法	5	4	3	2—0		
		患者告知:向患者和/或家属告知背部护理目的及方法,以取得配合	3	2	1	0		
	安置体位	注意保护患者隐私(操作前使用床帘等遮蔽),保暖。调节室温,关闭门窗	3	2	1	0		
		取侧卧位	3	2	1	0		
	背部护理前准备	引流管放置:妥善固定各导管▲	8	7—5	4	3—0		
		准备温水:将盛有温水的脸盆放于床旁桌或凳子上	3	2	1	0		
		患者准备:将患者枕头稍移向操作者侧,背部朝向操作者并靠近床沿,防止坠床。脱去患者一侧衣袖垫于背下(或浴巾),褪裤至臀下	3	2	1	0		
		检查皮肤:检查患者背部皮肤及骨隆突处	3	2	1	0		
	清洁背部	将小毛巾包裹在手上呈手套状,左手固定患者肩部,右手用毛巾依次擦洗患者的颈部、肩部、背部及臀部★	10	9—6	5	4—0		
	局部按摩	用热毛巾沿脊柱两侧按摩,由靠近尾骶部开始旋转向上至肩部,保持毛巾较高温度,有条件可用按摩乳液▲	8	7—5	4	3—0		
	更换衣裤	撤除浴巾,穿同侧衣服,至对侧穿衣、裤	3	2	1	0		
	安置患者	舒适体位、保暖	3	2	1	0		
操作后	质量评价	操作准确、熟练	5	4	3	2—0		
		注意事项提问,回答正确	5	4	3	2—0		

备注说明 "★"项为核心指标,"▲"项为重要指标,其余项均为普通指标。考核结果 = 实际得分 / 应得总分 ×100%。

48 保护性约束带使用操作流程与评分标准

· 保护性约束带使用操作流程 ·

评估要点
→
* 评估1:患者病情、目前诊断、意识状态、治疗情况、心理状况及合作程度。
* 评估2:患者局部皮肤情况及肢体活动度。
* 评估3:患者是否签署患者知情同意书。

使用约束带的指征
* 谵妄、昏迷、躁动等意识不清的危重患者。
* 特殊治疗期间的临时限制。
* 不配合治疗的患者。
* 精神障碍患者。
* 病情危重、使用有创通气、伴有各类插管、气管切开、气管插管、引流管,防止发生坠床、管道滑脱、抓伤、撞伤等,保证患者安全。

洗手、戴口罩

* 棉垫数块、宽绷带、肩部约束带、膝部约束带、大单、巡视记录单、水笔、快速手消毒液。
* 检查用物质量及有效期。
→
用物准备

* 患者身份核对:至少使用两种身份识别方法。
* 患者告知:向患者和/或家属告知约束带使用目的及方法,以取得配合。
→
身份核对、告知

宽绷带约束法:常用于固定手腕及踝部
* 保护腕部或踝部:暴露患者腕部或者踝部,用棉垫包裹腕部或踝部。
* 将宽绷带打成双套结套在棉垫外,稍拉紧,确保肢体不滑脱,松紧以不影响血液循环为宜。
* 将宽绷带系于两侧床缘。

膝部约束带:用于固定膝部,限制患者下肢活动
* 将大单斜折成20厘米宽的长条,横放在双膝下,拉着宽带的两端向内侧压盖在膝上,并穿过膝下的横带,拉向外侧使之压住膝部,将两端系于床缘。
* 使用专用的膝部约束带时,在双膝、腘窝下衬棉垫,将约束带横放于双膝上,宽带下的两头系带各固定一侧膝关节,然后将宽带系于床缘。
→
宽绷带约束法

肩部约束带使用

肩部约束带:用于固定肩部,限制患者坐起
* 保护肩部:暴露患者双肩,在患者双侧腋下衬棉垫。
* 将肩部约束带放于患者双肩下,双侧分别穿过患者腋下,在背部交叉后分别固定于床头。

膝部约束带使用

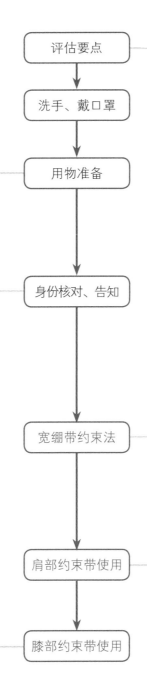

…

全身约束法

安置患者

宣教注意事项

整理用物、洗手

护理记录

全身约束法：多用于患儿的约束
* 将大单折成患儿肩部至踝部的长度，将患儿放于中间。
* 用靠近护士一侧的大单紧紧包裹同侧患儿的手足至对侧，自患儿腋窝下掖于身下，再将大单的另一侧包裹手臂及身体后，紧掖于靠护士一侧身下。
* 若患儿过分活动，可用绷带系好。

注意点
* 使用约束具时，应保持肢体及各关节处于功能位，协助患者经常更换体位，保证患者的安全、舒适。
* 使用约束带时，首先应取得患者及家属的知情同意。使用时，其下应衬保护垫，固定松紧适宜，并定时松解，每2小时放松约束带一次。注意观察受约束部位的末梢循环情况，每小时观察一次，发现异常及时处理。必要时进行局部按摩，促进血液循环。

* 告知患者和／或家属在未经医护人员同意下不能擅自使用约束带。
* 不正确使用约束带的后果。
* 若在使用过程中发现异常应及时告知医护人员。

* 患者使用约束带的原因、时间，观察结果，相应的护理措施及解除约束的时间。
* 若患者或家属拒绝使用约束带，告知其治疗过程中存在的风险，并由患者或家属签字。

· 保护性约束带使用操作评分标准 ·

项	目	操作要求	评分等级及分值				得分	存在问题
			A	B	C	D		
操作前	目的	保证必要的治疗通路的畅通。减少因意识改变造成的自我伤害,如坠床。在特殊操作期间的临时制动,如深静脉穿刺	5	4	3	2—0		
	评估要点	评估1:患者病情、目前诊断、意识状态、治疗情况、心理状况及合作程度	5	4	3	2—0		
		评估2:患者局部皮肤情况及肢体活动度	3	2	1	0		
		评估3:患者是否签署患者知情同意书	3	2	1	0		
	护士准备	规范洗手,戴好口罩	3	2	1	0		
	用物准备	备齐用物,放置合理	3	2	1	0		
		检查用物质量及有效期	5	4	3	2—0		
操作过程	身份核对、告知	患者身份核对:至少使用两种身份识别方法	5	4	3	2—0		
		患者告知:向患者和/或家属告知约束带使用目的及方法,以取得配合	3	2	1	0		
	宽绷带约束	保护腕部或踝部:暴露患者腕部或者踝部,用棉垫包裹腕部或踝部	3	2	1	0		
		将宽绷带打成双套结在棉垫外,稍拉紧,确保肢体不滑脱,松紧以不影响血液循环为宜★	10	9—6	5	4—0		
		将宽绷带系于两侧床缘	3	2	1	0		
	肩部约束	保护肩部:暴露患者双肩,在患者双侧腋下衬棉垫	3	2	1	0		
		将肩部约束带放于患者双肩下,双侧分别穿过患者腋下,在背部交叉后分别固定于床头★	10	9—6	5	4—0		
	膝部约束	将大单斜折成20厘米宽的长条,横放在双膝下,拉着宽带的两端向内侧压盖在膝上,并穿过膝下的横带,拉向外侧使之压住膝部,将两端系于床缘★	10	9—6	5	4—0		
		使用专用膝部约束带时,在双膝、腘窝下衬棉垫,将约束带横放于双膝上,宽带下的两头系带各固定一侧膝关节,然后将宽带系于床缘★	10	9—6	5	4—0		
	全身约束	将大单折成患儿肩部至踝部的长度,将患儿放于中间	3	2	1	0		
		用靠近护士一侧的大单紧紧包裹同侧患儿的手足至对侧,自患儿腋窝下披于身下,再将大单的另一侧包裹手臂及身体后,紧被于靠护士一侧身下★	10	9—6	5	4—0		
		若患儿过分活动,可用绷带系好	3	2	1	0		
	安置患者	舒适体位、保暖	3	2	1	0		
	宣教注意事项	告知患者和/或家属在未经医护人员同意下不能擅自使用约束带。不正确使用约束带的后果。若在使用过程中发现异常及时告知医护人员	3	2	1	0		
操作后	质量评价	操作准确、熟练	5	4	3	2—0		
		注意事项提问,回答正确	5	4	3	2—0		

备注说明 "★"项为核心指标,"▲"项为重要指标,其余项均为普通指标。考核结果=实际得分/应得总分×100%。

49 轮椅转运患者操作流程与评分标准

· 轮椅转运患者操作流程 ·

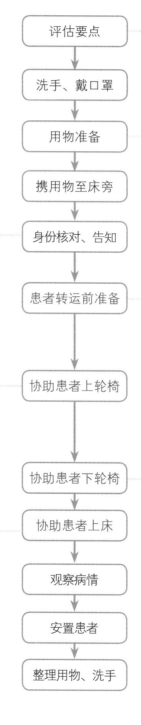

评估要点

* 评估 1：患者病情、目前诊断、意识状态、体重、躯体活动能力及合作程度。
* 评估 2：患者损伤部位，有无伤口和引流管情况。

洗手、戴口罩

用物准备

* 轮椅、患者拖鞋或布鞋、毛毯（根据季节酌情备用）、别针、软垫（根据患者需要）、快速手消毒液。
* 检查轮椅各部件性能是否良好。

携用物至床旁

* 患者身份核对：至少使用两种身份识别方法。
* 患者告知：向患者和／或家属告知轮椅转运目的及方法，以取得配合。

身份核对、告知

引流管放置 — 轮椅准备 — 轮椅制动 — 患者准备

* 引流管放置：妥善固定各导管。
* 轮椅准备：将轮椅推至床旁，椅背与床尾平齐，面朝向床头。
* 轮椅制动：扳制动闸使轮椅制动，翻起脚踏板。
* 患者准备：扶患者坐于床缘，协助穿衣、裤、鞋袜，注意保暖。

注意点
* 保证患者安全、舒适。
* 根据室外温度适当地增添衣服、盖被（或毛毯），以免患者受凉。

患者转运前准备

上轮椅 — 松制动闸 — 坐姿正确

* 上轮椅：嘱患者将双手放于护士肩上，护士双手环抱患者腰部，协助其慢慢下床，嘱其抓紧轮椅把手，使患者坐入轮椅中，系好安全带。
* 松制动闸：翻下脚踏板，使患者双脚放于脚踏板上，然后放松制动闸。
* 坐姿正确：患者手扶轮椅扶手，坐于轮椅中，尽量向后靠，确保转运途中安全。

协助患者上轮椅

协助患者下轮椅

将轮椅推至床尾，使轮椅背与床尾平齐，患者面向床头，扳制动闸使轮椅制动，翻起脚踏板，使患者双脚着地。

嘱患者双手放于护士肩上，护士双手环抱患者腰部，用膝顶住患者的膝部，协助患者慢慢站起，转向床缘坐好，移回床上。

协助患者上床

观察病情

安置患者

整理用物、洗手

·轮椅转运患者操作评分标准·

项 目		操作要求	评分等级及分值				得分	存在问题
			A	B	C	D		
操作前	目的	护送不能行走,但能坐起的患者入院、出院、检查、治疗或室外活动。协助患者下床活动,促进血液循环和体力恢复	5	4	3	2—0		
	评估要点	评估1:患者病情、目前诊断、意识状态、体重、躯体活动能力及合作程度	5	4	3	2—0		
		评估2:患者损伤部位,有无伤口和引流管情况	3	2	1	0		
	护士准备	规范洗手,戴好口罩	3	2	1	0		
	用物准备	备齐用物,放置合理	3	2	1	0		
		检查轮椅各部件性能是否良好	5	4	3	2—0		
操作过程	身份核对、告知	患者身份核对:至少使用两种身份识别方法	5	4	3	2—0		
		患者告知:向患者和/或家属告知轮椅转运目的及方法,以取得配合	3	2	1	0		
	患者转运前准备	引流管放置:妥善固定各导管▲	8	7—5	4	3—0		
		轮椅准备:将轮椅推至床旁,椅背与床尾平齐,面朝向床头	3	2	1	0		
		轮椅制动:扳制动闸使轮椅制动,翻起脚踏板	3	2	1	0		
		患者准备:扶患者坐于床缘,协助穿衣、裤、鞋袜,注意保暖	3	2	1	0		
	协助患者上轮椅	上轮椅:嘱患者将双手放于护士肩上,护士双手环抱患者腰部,协助其慢慢下床,嘱其抓紧轮椅把手,使患者坐入轮椅中,系好安全带★	10	9—6	5	4—0		
		松制动闸:翻下脚踏板,使患者双脚放于脚踏板上,然后放松制动闸	3	2	1	0		
		坐姿正确:患者手扶轮椅扶手,坐于轮椅中,尽量向后靠,确保转运途中安全▲	8	7—5	4	3—0		
	协助患者下轮椅	将轮椅推至床尾,使轮椅背与床尾平齐,患者面向床头,扳制动闸使轮椅制动,翻起脚踏板,使患者双脚着地★	10	9—6	5	4—0		
	协助患者上床	嘱患者双手放于护士肩上,护士双手环抱患者腰部,用膝顶住患者的膝部,协助患者慢慢转向床缘坐好,移回床上▲	8	7—5	4	3—0		
	安置患者	舒适体位、保暖	3	2	1	0		
操作后	质量评价	操作准确、熟练	5	4	3	2—0		
		注意事项提问,回答正确	5	4	3	2—0		

备注说明 "★"项为核心指标,"▲"项为重要指标,其余项均为普通指标。考核结果=实际得分/应得总分×100%。

50 平车转运患者操作流程与评分标准

· 平车转运患者操作流程 ·

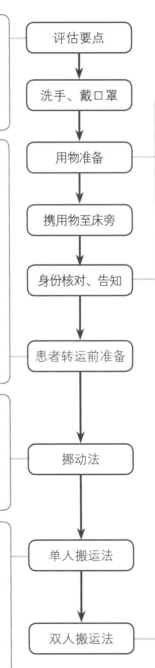

* 评估 1：患者病情、目前诊断、意识状态、体重、躯体活动能力及合作程度。
* 评估 2：患者损伤部位，有无伤口和引流管情况。

评估要点

洗手、戴口罩

引流管放置 — 平车准备 — 平车制动 — 患者准备
*引流管放置：妥善固定各导管。
*平车准备：移开床旁桌椅，平车与病床平行，头端靠近床头或把平车头端靠近床尾，使平车与病床成钝角。
*平车制动：将平车脚轮锁住，使平车制动。
*患者准备：松开盖被，协助患者穿衣、裤，注意保暖。
*根据患者病情选择不同的搬运法。

用物准备

* 平车（平车上有一次性床单和枕头）、棉被、快速手消毒液。若为颈椎、腰椎骨折患者或病情较重的患者，应备滑板或过床易。
* 检查平车各部件性能是否良好。

携用物至床旁

身份核对、告知

* 患者身份核对：至少使用两种身份识别方法。
* 患者告知：向患者和/或家属告知平车转运的步骤及配合方法。

患者转运前准备

挪动法
* 从病床到平车挪动顺序：上半身 — 臀部 — 下肢（从上到下）。
* 从平车移回病床挪动顺序：下肢 — 臀部 — 上半身（从下到上）。

挪动法

单人搬运法
* 搬运者一手臂自患者近侧腋下伸至对侧肩部外侧，另一手臂伸至患者臀下或大腿下。
* 告知患者双手交叉于搬运者颈后，搬运者抱起患者轻放于平车中间，盖好被子。

单人搬运法

双人搬运法

双人搬运法
* 搬运者 A 和 B 站于病床同侧，将患者双手交叉放于胸前或腹部，协助其移动至床缘。
* A 搬运者：一手臂伸至患者头、肩下方、颈，另一手臂伸至腰部下方；
  B 搬运者：一手臂伸至患者臀部，另一手臂伸至患者膝下方。
* 双人同时抱起患者，使患者身体向搬运者倾斜，同时移步走向平车，轻放于平车中间，盖好被子。

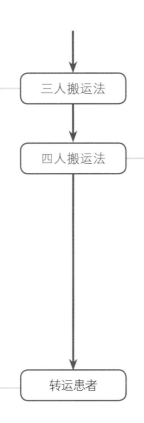

三人搬运法

*搬运者 A、B、C 站于病床同侧,将患者双手交叉放于胸前或腹部,协助其移动至床缘。

*A 搬运者:双手伸至患者头、颈、肩部;

B 搬运者:双手伸至患者背部、腰部、臀部;

C 搬运者:双手伸至患者膝部、小腿部。

*一人喊口令,三人同时抱起患者使其身体向搬运者倾斜,同步移向平车,轻放于平车中间,盖好被子。

拉上平车护栏,松开脚轮刹,转运患者。

四人搬运法

*在患者腰部、臀部下铺中单。

*A 搬运者:站于床头,双手托住患者头部、颈部、肩部;

B 搬运者:站于床尾,双手托住患者的两腿;

C 和 D 搬运者:分别站于病床及平车的两侧,双手紧抓中单的四角。

*由其中一位搬运者喊口令,四人同时用力抬起患者轻放于平车中间,盖好被子。

注意点

*搬运时注意动作轻稳、准确,确保患者安全、舒适。

*搬运过程中,注意观察患者的病情变化,避免造成损伤等并发症。

*保证患者的持续性治疗不受影响。

三人搬运法

四人搬运法

转运患者

·平车转运患者操作评分标准·

项目		操作要求	评分等级及分值				得分	存在问题
			A	B	C	D		
操作前	目的	运送卧床患者入院,做各种特殊检查、治疗、手术或转运等	5	4	3	2—0		
	评估要点	评估1:患者病情、目前诊断、意识状态、体重、躯体活动能力及合作程度	5	4	3	2—0		
		评估2:患者损伤部位,有无伤口和引流管情况	3	2	1	0		
	护士准备	规范洗手,戴好口罩	3	2	1	0		
	用物准备	备齐用物,放置合理	3	2	1	0		
		检查平车各部件性能是否良好	5	4	3	2—0		
操作过程	身份核对、告知	患者身份核对:至少使用两种身份识别方法	5	4	3	2—0		
		患者告知:向患者和/或家属告知平车转运的步骤及配合方法	3	2	1	0		
	患者转运前准备	引流管放置:妥善固定各导管▲	8	7—5	4	3—0		
		平车准备:移开床旁桌椅,平车与病床平行,头端靠近床头或把平车头端靠近床尾,使平车与病床成钝角	3	2	1	0		
		平车制动:将平车脚轮锁住,使平车制动	3	2	1	0		
		患者准备:松开盖被,协助患者穿衣、裤,注意保暖	3	2	1	0		
		根据患者病情选择不同的搬运法	3	2	1	0		
	挪动法	从病床到平车挪动顺序:上半身 — 臀部 — 下肢(从上到下)★	10	9—6	5	4—0		
		从平车移回病床挪动顺序:下肢 — 臀部 — 上半身(从下到上)★	10	9—6	5	4—0		
	单人搬运法	搬运者一手臂自患者近侧腋下伸至对侧肩部外侧,另一手臂伸至患者臀下或大腿下	3	2	1	0		
		告知患者双手交于搬运者颈后,搬运者抱起患者轻放于平车中间,盖好被子★	10	9—6	5	4—0		
	双人搬运法	搬运者A和B站于病床同侧,将患者双手交叉放于胸前或腹部,协助其移动至床缘	3	2	1	0		
		A搬运者:一手臂伸至患者头、肩下方、颈,另一手臂伸至腰部下方	3	2	1	0		
		B搬运者:一手臂伸至患者臀部,另一手臂伸至患者膝下方	3	2	1	0		
		双人同时抱起患者,使患者身体向搬运者倾斜,同时移步走向平车,轻放于平车中间,盖好被子★	10	9—6	5	4—0		
	三人搬运法	搬运者A、B、C站于病床同侧,将患者双手交叉放于胸前或腹部,协助其移动至床缘	3	2	1	0		
		A搬运者:双手伸至患者头、颈、肩部	3	2	1	0		
		B搬运者:双手伸至患者背部、腰部、臀部	3	2	1	0		
		C搬运者:双手伸至患者膝部、小腿部	3	2	1	0		
		一人喊口令,三人同时抱起患者使其身体向搬运者倾斜,同步移向平车,轻放于平车中间,盖好被子★	10	9—6	5	4—0		
	四人搬运法	在患者腰部、臀部下铺中单	3	2	1	0		
		A搬运者:站于床头,双手托住患者头部、颈部、肩部	3	2	1	0		
		B搬运者:站于床尾,双手托住患者的两腿	3	2	1	0		
		C和D搬运者:分别站于病床及平车的两侧,双手紧抓中单的四角	3	2	1	0		
		由其中一位搬运者喊口令,四人同时用力抬起患者轻放于平车中间,盖好被子★	10	9—6	5	4—0		
	安置患者	舒适体位、保暖	3	2	1	0		
操作后	质量评价	操作准确、熟练	5	4	3	2—0		
		注意事项提问,回答正确	5	4	3	2—0		

备注说明 "★"项为核心指标,"▲"项为重要指标,其余项均为普通指标。考核结果=实际得分/应得总分×100%。

第八章

生命体征监测技术

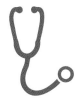

体温、脉搏、呼吸测量操作流程与评分标准

· 体温、脉搏、呼吸测量操作流程 ·

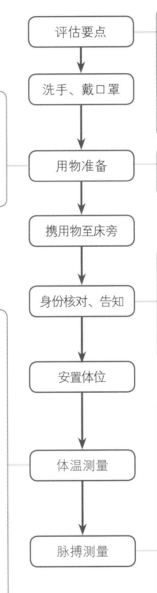

评估要点
* 评估1:患者病情、目前诊断、意识状态、治疗情况、心理状况及合作程度。
* 评估2:患者有无影响测量的因素(如剧烈运动、进食、情绪激动等)。

洗手、戴口罩

* 容器2个(一个为清洁容器盛放已消毒的体温计,另一个盛放测温后的体温计)、纱布、表(带秒针)、记录本、水笔、快速手消毒液。
* 检查用物质量及有效期。

用物准备
清点、检查体温计(是否完好,是否甩至35摄氏度以下)。

携用物至床旁

身份核对、告知
* 患者身份核对:至少使用两种身份识别方法。
* 患者告知:向患者和/或家属告知体温、脉搏、呼吸测量目的及方法,以取得配合。

根据患者病情、年龄等因素选择测量方法
* 口腔测量法:将体温计水银端斜放于患者舌下,嘱闭口,勿用牙咬,测量3分钟后取出。
* 腋下测量法:将患者腋下的汗液擦干,将体温计水银端放于腋窝深处,屈臂过胸,测量5—10分钟后取出。
* 肛门测量法:患者取侧卧位或俯卧位,润滑体温计前端,轻轻插入肛门3—4厘米,一手固定肛表,测量3分钟后取出,用消毒纱布擦拭体温计。
* 读取体温计数值,将测量结果告知患者和/或家属。

安置体位

体温测量

脉搏测量
测量方法:患者手臂放于舒适位置,腕部舒展,手心向上。护士的食指、中指、无名指的指端按压桡动脉,力度适中,以能感觉到脉搏搏动为宜,测量15或30秒,将测得的脉搏次数×4或2,即为每分钟脉搏次数,异常搏动测量1分钟。将测量结果告知患者和/或家属。
注意点 脉搏短绌患者测量:应有两名护士同时测量,一人测脉搏,另一人听心率,同时测量1分钟。

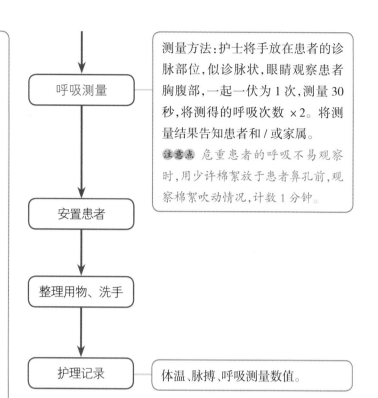

注意点

* 婴幼儿、精神异常、昏迷、口腔疾病、口鼻手术、张口呼吸患者禁忌口温测量;腋下有创伤、手术、炎症,腋下出汗较多者,肩关节受伤或消瘦患者不能夹紧体温计,禁忌腋温测量;直肠或肛门手术、腹泻患者禁忌肛温测量,心肌梗死患者不宜肛温测量,以免刺激肛门引起迷走神经反射,导致心动过缓。

* 婴幼儿、危重患者、躁动患者,应有专人陪护,防止发生意外。

* 测量口温时,若患者不慎咬碎体温计,应先清除玻璃碎片,再口服蛋清或牛奶,以延缓汞的吸收。病情允许的情况下,可食用粗纤维食物,加速汞的排出。

* 避免影响体温测量的各种因素,如运动、进食、冷热饮、冷热敷、洗澡、坐浴、灌肠等。

呼吸测量

测量方法:护士将手放在患者的诊脉部位,似诊脉状,眼睛观察患者胸腹部,一起一伏为 1 次,测量 30 秒,将测得的呼吸次数 ×2。将测量结果告知患者和 / 或家属。

注意点 危重患者的呼吸不易观察时,用少许棉絮放于患者鼻孔前,观察棉絮吹动情况,计数 1 分钟。

安置患者

整理用物、洗手

护理记录

体温、脉搏、呼吸测量数值。

· 体温、脉搏、呼吸测量操作评分标准 ·

项 目		操作要求	评分等级及分值				得分	存在问题
			A	B	C	D		
操作前	目的	监测体温变化,分析热型及伴随症状。监测脉搏变化,间接了解患者心脏的情况。监测呼吸变化	5	4	3	2—0		
	评估要点	评估1:患者病情、目前诊断、意识状态、治疗情况、心理状况及合作程度	5	4	3	2—0		
		评估2:患者有无影响测量的因素(如剧烈运动、进食、情绪激动等)	3	2	1	0		
	护士准备	规范洗手,戴好口罩	3	2	1	0		
	用物准备	备齐用物,放置合理	3	2	1	0		
		清点、检查体温计(是否完好,是否甩至35摄氏度以下)	5	4	3	2—0		
操作过程	身份核对、告知	患者身份核对:至少使用两种身份识别方法	5	4	3	2—0		
		患者告知:向患者和/或家属告知体温、脉搏、呼吸测量的目的及方法,以取得配合	3	2	1	0		
	体温测量	口腔测量法:将体温计水银端斜放于患者舌下,嘱闭口,勿用牙咬,测量3分钟后取出★	10	9—6	5	4—0		
		腋下测量法:将患者腋下的汗液擦干,将体温计水银端放于腋窝深处,屈臂过胸,测量5—10分钟后取出★	10	9—6	5	4—0		
		肛门测量法:患者取侧卧位或俯卧位,润滑体温计前端,轻轻插入肛门3—4厘米,一手固定肛表,测量3分钟后取出,用消毒纱布擦拭体温计★	10	9—6	5	4—0		
		读取体温计数值,将测量结果告知患者和/或家属	3	2	1	0		
	脉搏测量	测量方法:患者手臂放于舒适位置,腕部舒展,手心向上。护士的食指、中指、无名指的指端按压桡动脉,力度适中,以能感觉到脉搏搏动为宜,测量15或30秒,将测得的脉搏次数×4或2,即为每分钟脉搏次数,异常搏动测量1分钟。将测量结果告知患者和/或家属★	10	9—6	5	4—0		
	呼吸测量	测量方法:护士将手放在患者的诊脉部位,似诊脉状,眼睛观察患者胸腹部,一起一伏为1次,测量30秒,将测得的呼吸次数×2。将测量结果告知患者和/或家属★	10	9—6	5	4—0		
	安置患者	舒适体位、保暖	3	2	1	0		
操作后	质量评价	操作准确、熟练	5	4	3	2—0		
		注意事项提问,回答正确	5	4	3	2—0		

备注说明 "★"项为核心指标,"▲"项为重要指标,其余项均为普通指标。考核结果 = 实际得分 / 应得总分 ×100%。

52 博朗 Pro4000 耳温仪测量操作流程与评分标准

· 博朗 Pro4000 耳温仪测量操作流程 ·

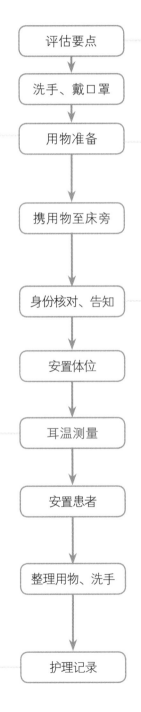

* 温度单位转换步骤：在待机"OFF"状态下，一直按住"开关机按钮"，约 5 秒后显示屏开始依次显示"℉""SET""℃"，当显示到"℃"时松开按钮，表示已切换到"℃"的标识。
* 电池用完及时更换。

正确放置耳套 — 放置探头 — 测量方法 — 关机 — 耳套处置
* 正确放置耳套：使耳套扣住耳套检测器，耳温仪会自动开机，发出短促的"嘀"声，并显示三横杠。开机按键时间不宜过长，否则会进入温度单位转换模式。
* 放置探头：轻柔地将耳廓向后上方提起，以充分暴露耳道；将探头柔和地放入患者耳道，按下开始键。1 岁以下幼儿：耳廓垂直向后拉。
* 测量方法：按下开始键后，听到一声长蜂鸣音且指示灯亮，表示测量结束，显示数值，将测量结果告知患者和 / 或家属（若出现异常结果应重新测量，必要时与普通体温计比较，确认后再汇报医师处理）。
* 耳温仪关闭：按住 1/0 开关键约 3 秒（会出现 OFF 提示），或者不进行操作，机器会自动关机。
* 弹出使用后的耳套（请勿强行拔出），放入医用垃圾桶。

记录耳温的测量数值。

评估要点
洗手、戴口罩
用物准备
携用物至床旁
身份核对、告知
安置体位
耳温测量
安置患者
整理用物、洗手
护理记录

---

* 评估 1：患者年龄、目前诊断、病情、治疗情况、心理状态及合作程度。
* 评估 2：患者有无影响测量的因素。
* 评估 3：评估耳温仪的性能。

---

* 治疗盘内备用：博朗 Pro4000 耳温测量仪、一次性耳套（探头帽）、75% 酒精棉签、记录本、水笔。
* 治疗盘外备用：快速手消毒液。治疗车下层备医用垃圾桶、生活垃圾桶。
* 检查用物质量及有效期。

---

* 患者身份核对：至少使用两种身份识别方法。
* 患者告知：向患者和 / 或家属告知耳温测量目的及方法，以取得配合。

注意点
* 左、右内耳温度并不完全相同，因此多次测量时应选同一侧耳道。
* 耳道内不能有阻碍物或过多耳垢，以免影响测量的准确性。
* 选择健耳测量，对使用滴耳剂或耳内用药的患者，选择未接受治疗的耳道测量。
* 下述情况应等待 20 分钟后进行测量：
  1. 侧卧时受压的一侧耳朵。
  2. 耳朵被覆盖。
  3. 暴露在过冷或过热的温度下。
  4. 游泳或洗浴之后。
  5. 对戴耳塞或助听器的患者要摘掉后。
  6. 探头被污染，只能用 75% 酒精棉签（不能太湿）轻轻擦拭表面，至少干燥 5 分钟后再进行测量。

· 博朗 Pro4000 耳温仪测量操作评分标准 ·

项 目		操作要求	评分等级及分值				得分	存在问题
			A	B	C	D		
操作前	目的	监测体温变化	5	4	3	2—0		
	评估要点	评估 1：患者年龄、目前诊断、病情、治疗情况、心理状态及合作程度	5	4	3	2—0		
		评估 2：患者有无影响测量的因素	3	2	1	0		
		评估 3：评估耳温仪的性能	3	2	1	0		
	护士准备	规范洗手，戴好口罩	3	2	1	0		
	用物准备	备齐用物，放置合理	3	2	1	0		
		检查用物质量及有效期	5	4	3	2—0		
操作过程	身份核对、告知	患者身份核对：至少使用两种身份识别方法	5	4	3	2—0		
		患者告知：向患者和／或家属告知耳温测量目的及方法，以取得配合	3	2	1	0		
	安置体位	取合适的体位	3	2	1	0		
	耳温测量	正确放置耳套：使耳套扣住耳套检测器，耳温仪会自动开机，发出短促的"嘀"声，并显示三横杠。开机按键时间不宜过长，否则会进入温度单位转换模式	3	2	1			
		放置探头：轻柔地将耳廓向后上方提起，以充分暴露耳道；将探头柔和地放入患者耳道，按下开始键。1 岁以下幼儿：耳廓垂直向后拉 ★	10	9—6	5	4—0		
		测量方法：按下开始键后，听到一声长蜂鸣音且指示灯亮，表示测量结束，显示数值，将测量结果告知患者和／或家属（若出现异常结果应重新测量，必要时与普通体温计比较，确认后再汇报医师处理）▲	8	7-5	4	3-0		
		耳温仪关闭：按住 1/0 开关键约 3 秒（会出现 OFF 提示），或者不进行操作，机器会自动关机	3	2	1	0		
		弹出使用后的耳套（请勿强行拔出），放入医用垃圾桶	3	2	1	0		
	安置患者	舒适体位、保暖	3	2	1	0		
操作后	质量评价	操作准确、熟练，掌握温度单位转换步骤	5	4	3	2—0		
		注意事项提问，回答正确	5	4	3	2—0		

备注说明 "★"项为核心指标，"▲"项为重要指标，其余项均为普通指标。考核结果 = 实际得分／应得总分 ×100%。

53 血压测量操作流程与评分标准

· 血压测量操作流程 ·

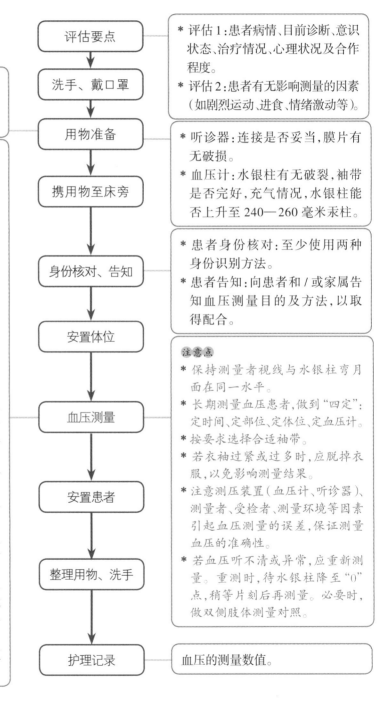

* 血压计、听诊器、记录本、水笔、快速手消毒液。
* 检查用物质量及有效期。

患者准备 — 血压计准备 — 放置袖带 — 放置听诊器 — 测量方法 — 取下袖带 — 关闭血压计 — 告知测量结果

* 患者准备:取坐位或仰卧位,暴露上臂。
* 血压计准备:血压计零点,肱动脉与心脏处于同一水平。查看水银柱,驱尽袖带内空气。
* 放置袖带:将袖带平整地缠于上臂中部,松紧以能放入一指为宜,袖带下缘距肘窝2—3厘米。
* 放置听诊器:将听诊器放于肱动脉搏动处,并用左手轻按。
* 测量方法:右手握气球,关闭气门充气,打气至动脉搏动消失后,再升高2—4kPa(16—32毫米汞柱),缓慢放开气门,速度以水银柱下降4毫米汞柱/秒为宜,观察刻度,第一搏动音即为收缩压,当搏动音消失或变弱为舒张压。
* 取下袖带:将袖带内的余气排尽,拧紧气门,折叠后放于血压计内。
* 关闭血压计:将血压计向一侧倾斜45度,确保汞柱全部在"0"刻度下,关闭水银槽开关,关闭血压计盒子。
* 告知测量结果:将测量数值告知患者和/或家属。

评估要点

* 评估1:患者病情、目前诊断、意识状态、治疗情况、心理状况及合作程度。
* 评估2:患者有无影响测量的因素(如剧烈运动、进食、情绪激动等)。

洗手、戴口罩

用物准备

* 听诊器:连接是否妥当,膜片有无破损。
* 血压计:水银柱有无破裂,袖带是否完好,充气情况,水银柱能否上升至240—260毫米汞柱。

携用物至床旁

身份核对、告知

* 患者身份核对:至少使用两种身份识别方法。
* 患者告知:向患者和/或家属告知血压测量目的及方法,以取得配合。

安置体位

注意点

* 保持测量者视线与水银柱弯月面在同一水平。
* 长期测量血压患者,做到"四定":定时间、定部位、定体位、定血压计。
* 按要求选择合适袖带。
* 若衣袖过紧或过多时,应脱掉衣服,以免影响测量结果。
* 注意测压装置(血压计、听诊器)、测量者、受检者、测量环境等因素引起血压测量的误差,保证测量血压的准确性。
* 若血压听不清或异常,应重新测量。重测时,待水银柱降至"0"点,稍等片刻后再测量。必要时,做双侧肢体测量对照。

血压测量

安置患者

整理用物、洗手

护理记录

血压的测量数值。

· 血压测量操作评分标准 ·

项	目	操作要求	评分等级及分值 A	B	C	D	得分	存在问题
操作前	目的	监测血压变化,间接了解循环系统的功能状况	5	4	3	2—0		
	评估要点	评估 1:患者病情、目前诊断、意识状态、治疗情况、心理状况及合作程度	5	4	3	2—0		
		评估 2:患者有无影响测量的因素(如剧烈运动、进食、情绪激动等)	3	2	1	0		
	护士准备	规范洗手,戴好口罩	3	2	1	0		
		备齐用物,放置合理	3	2	1	0		
	用物准备	检查听诊器连接是否妥当,膜片有无破损	3	2	1	0		
		检查血压计水银柱有无破裂,袖带是否完好,充气情况,水银柱能否上升至 240—260 毫米汞柱	3	2	1	0		
操作过程	身份核对、告知	患者身份核对:至少使用两种身份识别方法	5	4	3	2—0		
		患者告知:向患者和 / 或家属告知血压测量目的及方法,以取得配合	3	2	1	0		
	血压测量	患者准备:取坐位或仰卧位,暴露上臂	3	2	1	0		
		血压计准备:血压计零点,肱动脉与心脏处于同一水平。查看水银柱,驱尽袖带内空气▲	8	7—5	4	3—0		
		放置袖带:将袖带平整地缠于上臂中部,松紧以能放入一指为宜,袖带下缘距肘窝 2—3 厘米▲	8	7—5	4	3—0		
		放置听诊器:将听诊器放于肱动脉搏动处,并用左手轻按	3	2	1	0		
		测量方法:右手握气球,关闭气门充气,打气至动脉搏动消失后,再升高 2—4kPa(16—32 毫米汞柱),缓慢放开气门,速度为 4 毫米汞柱 / 秒为宜,观察刻度,第一搏动音即为收缩压,当搏动音消失或变弱为舒适压★	10	9—6	5	4—0		
		取下袖带:将袖带内的余气排尽,拧紧气门,折叠后放于血压计内	3	2	1	0		
		关闭血压计:将血压计向一侧倾斜 45 度,确保汞柱全部在 "0" 刻度下,关闭水银槽开关,关闭血压计盒子	3	2	1	0		
		告知测量结果:将测量数值告知患者和 / 或家属	3	2	1	0		
	安置患者	舒适体位、保暖	3	2	1	0		
操作后	质量评价	操作准确、熟练	5	4	3	2—0		
		注意事项提问,回答正确	5	4	3	2—0		

备注说明 "★"项为核心指标,"▲"项为重要指标,其余项均为普通指标。考核结果 = 实际得分 / 应得总分 ×100%。

第九章

其他技术

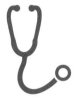

54 咽拭子标本采集操作流程与评分标准

评估要点 → 患者病情、目前诊断、意识状态、治疗情况、心理状况及合作程度。

↓

洗手、戴口罩

↓

* 手套、检验条形码、无菌咽拭子试管、压舌板、手电筒、快速手消毒液。治疗车下层备医用垃圾桶、生活垃圾桶。
* 检查用物质量及有效期。

用物准备

↓

携用物至床旁

→
* 患者身份核对:至少使用两种身份识别方法。
* 患者告知:向患者和/或家属告知咽拭子标本采集目的及方法,以取得配合。
* 核对条形码信息:床号、姓名、住院号、检查项目,检查标本容器有无破损、是否符合检查要求。

↓

身份核对、告知

↓

安置体位

↓

患者准备 — 试管准备 — 咽拭子标本采集 — 标本送检

* 患者准备:嘱患者清水漱口后,张口发"啊"音,暴露咽喉部,必要时使用压舌板轻压舌部。
* 试管准备:打开无菌试管,遵守无菌原则,棉拭子不可触及其他部位,防止污染,影响检验结果。
* 咽拭子标本采集:用棉拭子擦拭两腭弓、咽部及扁桃体上分泌物,动作宜轻柔、迅速。
* 标本送检:将棉拭子插入试管,塞紧瓶塞,及时送检。

咽拭子标本采集

↓

安置患者

↓

整理用物、洗手

注意点
* 避免在进食后2小时内留取标本,以防呕吐。
* 做真菌培养时,应在口腔溃疡面采集分泌物。

· 咽拭子标本采集操作评分标准 ·

项 目			操作要求	评分等级及分值				得分	存在问题
				A	B	C	D		
操作前		目的	取咽部及扁桃体分泌物做细菌培养或病毒分离,以协助诊断	5	4	3	2—0		
		评估要点	患者病情、目前诊断、意识状态、治疗情况、心理状况及合作程度	5	4	3	2—0		
		护士准备	规范洗手,戴好口罩	3	2	1	0		
		用物准备	备齐用物,放置合理	3	2	1	0		
			检查用物质量及有效期	5	4	3	2—0		
操作过程	咽拭子标本采集	身份核对、告知	患者身份核对:至少使用两种身份识别方法	5	4	3	2—0		
			患者告知:向患者和 / 或家属告知咽拭子标本采集目的及方法,以取得配合	3	2	1	0		
			核对条形码信息:床号、姓名、住院号、检查项目,检查标本容器有无破损、是否符合检查要求▲	8	7—5	4	3—0		
			患者准备:嘱患者清水漱口后,张口发 "啊" 音,暴露咽喉部,必要时使用压舌板轻压舌部	3	2	1	0		
			试管准备:打开无菌试管,遵守无菌原则,棉拭子不可触及其他部位,防止污染,影响检验结果▲	8	7—5	4	3—0		
			咽拭子标本采集:用棉拭子擦拭两腭弓、咽部及扁桃体上分泌物,动作宜轻柔、迅速★	10	9—6	5	4—0		
			标本送检:将棉拭子插入试管,塞紧瓶塞,及时送检	3	2	1	0		
			(注意点)采集时间:避免在进食后 2 小时内留取标本,以防呕吐	3	2	1	0		
			(注意点)真菌培养:做真菌培养时,应在口腔溃疡面采集分泌物	3	2	1	0		
		安置患者	舒适体位、保暖	3	2	1	0		
操作后		质量评价	操作准确、熟练	5	4	3	2—0		
			注意事项提问,回答正确	5	4	3	2—0		

备注说明 　"★"项为核心指标,"▲"项为重要指标,其余项均为普通指标。考核结果 = 实际得分 / 应得总分 ×100%。

55 痰标本采集操作流程与评分标准

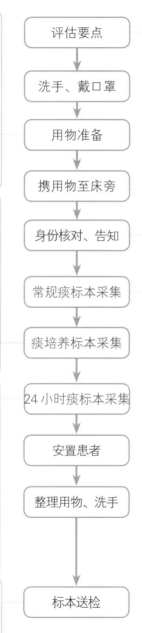

· 痰标本采集操作流程 ·

* 治疗盘内备用:无菌手套、检验条形码、标本容器、一次性痰液收集器(无法咳嗽或不合作患者备用)。
* 治疗盘外备用:电动吸引器或中心吸引装置、快速手消毒液。治疗车下层备医用垃圾桶、生活垃圾桶。
* 检查用物质量及有效期。

痰培养标本采集
* 自行留取痰液患者:晨起用漱口液漱口后,再用清水漱口,打开无菌标本容器时防止污染,嘱患者深呼吸数次后用力咳出气管深处的痰液吐入容器中。
* 无力咳嗽或不配合患者:同常规痰标本收集。

24 小时痰标本采集
* 容器内加一定量的水,注明留取痰液起止时间。
* 采集方法:从晨起(7 点)漱口后第一口痰液开始留取,至次日晨起(7 点)漱口后第一口痰液结束,将 24 小时的痰液全部吐入容器中,记录痰液的颜色、性状和 24 小时总量。
* 协助患者漱口或口腔护理。

* 注明标本留取时间,并按要求及时送检。
* 癌细胞检查时,瓶内应放 10% 甲醛溶液固定后立即送检。

评估要点
↓
洗手、戴口罩
↓
用物准备
↓
携用物至床旁
↓
身份核对、告知
↓
常规痰标本采集
↓
痰培养标本采集
↓
24 小时痰标本采集
↓
安置患者
↓
整理用物、洗手
↓
标本送检

患者病情、目前诊断、意识状态、治疗情况、心理状况及合作程度。

* 患者身份核对:至少使用两种身份识别方法。
* 患者告知:向患者和 / 或家属告知痰标本采集目的及方法,以取得配合。
* 核对条形码信息:床号、姓名、住院号、检查项目,检查标本容器有无破损,是否符合检查要求。

常规痰标本采集
* 自行留取痰液患者:晨起用清水漱口,去除口腔中的杂质。嘱患者深呼吸数次后用力咳出气管深处的痰液,吐入容器中。
* 无力咳嗽或不配合患者:经叩击胸背部后,戴无菌手套,使用一次性痰液收集器,分别连接吸引器和吸痰管进行吸痰,待痰液吸入收集器后,加盖,注意无菌操作,避免标本污染。

注意点
* 不可将唾液、漱口水、鼻涕等混入痰液中。
* 收集痰液时间宜选择在清晨,因此时痰液量较多,痰内细菌也较多,可提高阳性率。
* 24 小时痰量和分层检查时,应嘱患者将痰液吐入专用容器内。

· 痰标本采集操作评分标准 ·

项 目		操作要求	评分等级及分值				得分	存在问题
			A	B	C	D		
操作前	目的	根据医嘱正确采集相应标本	5	4	3	2—0		
	评估要点	患者病情、目前诊断、意识状态、治疗情况、心理状况及合作程度	5	4	3	2—0		
	护士准备	规范洗手,戴好口罩	3	2	1	0		
	用物准备	备齐用物,放置合理	3	2	1	0		
		检查用物质量及有效期	5	4	3	2—0		
操作过程	身份核对、告知	患者身份核对:至少使用两种身份识别方法	5	4	3	2—0		
		患者告知:向患者和/或家属告知痰标本采集目的及方法,以取得配合	3	2	1	0		
		核对条形码信息:床号、姓名、住院号、检查项目,检查标本容器有无破损、是否符合检查要求▲	8	7—5	4	3—0		
	常规痰标本采集	自行留取痰液患者:晨起用清水漱口,去除口腔中的杂质。嘱患者深呼吸数次后用力咳出气管深处的痰液,吐入容器中★	10	9—6	5	4—0		
		无力咳嗽或不配合患者:经叩击胸背部后,戴无菌手套,使用一次性痰液收集器,分别连接吸引器和吸痰管进行吸痰,待痰液吸入收集器后,加盖,注意无菌操作,避免标本污染★	10	9—6	5	4—0		
	痰培养标本采集	自行留取痰液患者:晨起用漱口液漱口后,再用清水漱口,打开无菌标本容器时防止污染,嘱患者深呼吸数次后用力咳出气管深处的痰液吐入容器中★	10	9—6	5	4—0		
		无力咳嗽或不配合患者:同常规痰标本收集★	10	9—6	5	4—0		
	24小时痰标本采集	容器内加一定量的水,注明留取痰液起止时间	3	2	1	0		
		采集方法:从晨起(7点)漱口后第一口痰液开始留取,至次日晨起(7点)漱口后第一口痰液结束,将24小时的痰液全部吐入容器中,记录痰液的颜色、性状和24小时总量★	10	9—6	5	4—0		
		协助患者漱口或口腔护理	3	2	1	0		
	安置患者	舒适体位、保暖	3	2	1	0		
	标本送检	注明标本留取时间,并按要求及时送检	3	2	1	0		
		癌细胞检查时,瓶内应放置10%甲醛溶液固定后立即送检	3	2	1	0		
操作后	质量评价	操作准确、熟练	5	4	3	2—0		
		注意事项提问,回答正确	5	4	3	2—0		

备注说明 "★"项为核心指标,"▲"项为重要指标,其余项均为普通指标。考核结果＝实际得分/应得总分×100%。

56 穿脱隔离衣操作流程与评分标准

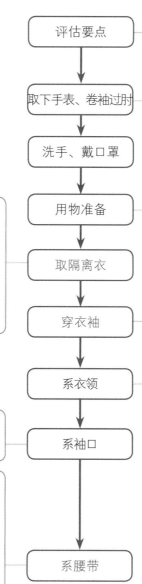

· 穿脱隔离衣操作流程 ·

| 评估要点 | → | 患者病情、目前诊断、治疗情况、隔离的种类及措施、穿隔离衣的环境。 |

取下手表、卷袖过肘 → 冬季时,袖子卷过前臂中段。

洗手、戴口罩

* 检查隔离衣大小是否合适,有无破损及潮湿。
* 取隔离衣后手持衣领,将隔离衣清洁面朝向自己,污染面向外,衣领两端向外折齐,对齐肩缝,露出肩袖内口。

用物准备 → *隔离衣一件、挂衣架、快速手消毒液。
*检查用物质量及有效期。

取隔离衣

穿衣袖 → * 一手持衣领,另一手伸入一侧衣袖内,持衣领的手向上拉衣领,将衣袖穿好。
*换手持衣领,按上法穿好另一衣袖。

系衣领 → 两手持衣领,由领子中央顺着边缘由前向后系好衣领。

扣好袖口或系上袖带,必要时用橡皮圈束紧袖口。

系袖口

注意点

* 隔离衣只能在规定区域内穿脱,穿衣前检查有无潮湿、破损,长短应能全部遮盖工作服。
* 隔离衣每日更换,若有潮湿或污染,应立即更换。
* 穿脱隔离衣过程中应避免污染衣领、面部、帽子和清洁面,始终保持衣领清洁。
* 穿好隔离衣后,双臂保持在腰部以上;不得进入清洁区,避免接触清洁物品。

* 将隔离衣一边(约在腰下5厘米处)逐渐向前拉,见到衣边捏住,同法捏住另一侧衣边。
* 双手在背后将衣边边缘对齐,向一侧折叠;以一手按住折叠处,另一手将腰带拉至背后折叠处。
* 将腰带在背后交叉,回到前面打一活结系好。

系腰带

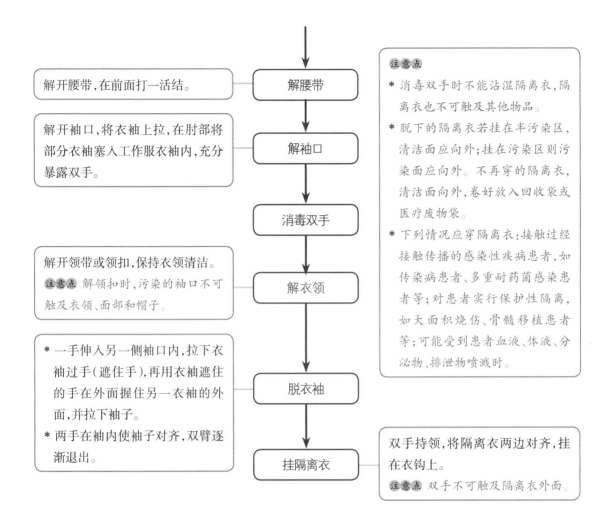

解开腰带,在前面打一活结。 → 解腰带

解开袖口,将衣袖上拉,在肘部将部分衣袖塞入工作服衣袖内,充分暴露双手。 → 解袖口

→ 消毒双手

解开领带或领扣,保持衣领清洁。
注意点 解领扣时,污染的袖口不可触及衣领、面部和帽子。 → 解衣领

* 一手伸入另一侧袖口内,拉下衣袖过手(遮住手),再用衣袖遮住的手在外面握住另一衣袖的外面,并拉下袖子。
* 两手在袖内使袖子对齐,双臂逐渐退出。 → 脱衣袖

→ 挂隔离衣

双手持领,将隔离衣两边对齐,挂在衣钩上。
注意点 双手不可触及隔离衣外面。

注意点
* 消毒双手时不能沾湿隔离衣,隔离衣也不可触及其他物品。
* 脱下的隔离衣若挂在半污染区,清洁面应向外;挂在污染区则污染面应向外。不再穿的隔离衣,清洁面向外,卷好放入回收袋或医疗废物袋。
* 下列情况应穿隔离衣:接触过经接触传播的感染性疾病患者,如传染病患者、多重耐药菌感染患者等;对患者实行保护性隔离,如大面积烧伤、骨髓移植患者等;可能受到患者血液、体液、分泌物、排泄物喷溅时。

· 穿脱隔离衣操作评分标准 ·

项目		操作要求	评分等级及分值				得分	存在问题
			A	B	C	D		
操作前	目的	保护医务人员避免受到血液、体液和其他感染性物质污染，或用于保护患者避免受到感染	5	4	3	2—0		
	评估要点	患者病情、目前诊断、治疗情况、隔离的种类及措施、穿隔离衣的环境	5	4	3	2—0		
	护士准备	取下手表，卷袖过肘	3	2	1	0		
		规范洗手，戴好口罩	3	2	1	0		
	用物准备	备齐用物，放置合理	3	2	1	0		
		检查用物质量及有效期	5	4	3	2—0		
操作过程	取隔离衣	检查隔离衣大小是否合适，有无破损及潮湿	3	2	1	0		
		取隔离衣后手持衣领，将隔离衣清洁面朝向自己，污染面向外，衣领两端向外折齐，对齐肩缝，露出肩袖内口★	10	9—6	5	4—0		
	穿衣袖	一手持衣领，另一手伸入一侧衣袖内，持衣领的手向上拉衣领，将衣袖穿好▲	8	7—5	4	3—0		
		换手持衣领，按上法穿好另一衣袖	3	2	1	0		
	系衣领	两手持衣领，由领子中央顺着边缘由前向后系好衣领	3	2	1	0		
	系袖口	扣好袖口或系上袖带，必要时用橡皮圈束紧袖口	3	2	1	0		
	系腰带	将隔离衣一边（约在腰下5厘米处）逐渐向前拉，见到衣边捏住，同法捏住另一侧衣边	8	7—5	4	3—0		
		双手在背后将衣边边缘对齐，向一侧折叠，以一手按住折叠处，另一手将腰带拉至背后折叠处▲	8	7—5	4	3—0		
		将腰带在背后交叉，回到前面打一活结系好	3	2	1	0		
	解腰带	解开腰带，在前面打一活结	3	2	1	0		
	解袖口	解开袖口，将衣袖上拉，在肘部将部分衣袖塞入工作服衣袖内，充分暴露双手	3	2	1	0		
	消毒双手	不能沾湿隔离衣	3	2	1	0		
	解衣领	解开领带或领扣，保持衣领清洁▲	8	7—5	4	3—0		
		（注意点）解领扣时，污染的袖口不可触及衣领、面部和帽子	3	2	1	0		
	脱衣袖	一手伸入另一侧袖口内，拉下衣袖过手（遮住手），再用衣袖遮住的手在外面握住另一衣袖的外面，并拉下袖子	3	2	1	0		
		两手在袖内使袖子对齐，双臂逐渐退出	3	2	1	0		
	挂隔离衣	双手持领，将隔离衣两边对齐，挂在衣钩上	3	2	1	0		
		（注意点）双手不可触及隔离衣外面	3	2	1	0		
操作后	质量评价	操作准确、熟练	5	4	3	2—0		
		注意事项提问，回答正确	5	4	3	2—0		

备注说明 "★"项为核心指标，"▲"项为重要指标，其余项均为普通指标。考核结果 = 实际得分 / 应得总分 × 100%。

57 备皮操作流程与评分标准

· 备皮操作流程 ·

评估要点

* 评估1:患者病情、目前诊断、意识状态、治疗情况、心理状况及合作程度。
* 评估2:患者手术方式、备皮范围及局部皮肤情况。

洗手、戴口罩

用物准备

* 治疗盘内备用:手套、备皮刀、弯盘、75%酒精、纱布、干棉签、松节油、滑石粉。
* 治疗盘外备用:一次性治疗巾、脸盆(自备)、肥皂、毛巾、清洁衣裤一套、快速手消毒液。治疗车下层备医用垃圾桶、生活垃圾桶。
* 检查用物质量及有效期。

携用物至床旁

* 患者身份核对:至少使用两种身份识别方法。
* 患者告知:向患者和/或家属告知备皮目的及方法,以取得配合。

身份核对、告知

安置体位

* 注意保护患者隐私(操作前使用床帘等遮蔽),保暖。
* 取合适的体位。

再次核对 — 暴露备皮部位 — 剃除毛发 — 检查备皮情况

* 再次核对患者身份,确认手术方式,备皮范围。
* 暴露备皮部位:铺一次性治疗巾,确定皮肤准备范围。
* 剃除毛发:戴手套,将滑石粉涂于局部,一手绷紧皮肤,一手持剃须刀,顺毛发方向分区剃净。
* 检查备皮情况:查看患者局部毛发是否剃净,皮肤有无破损。

注意点 0.5厘米以下体毛无需剃除,0.5厘米以上的体毛需剃除。

备　　皮

清洁局部皮肤 — 腹部手术者清洁脐部 — 患者准备

* 清洁局部皮肤:局部皮肤清洗至洁净。
* 腹部手术者清洁脐部:用棉签蘸松节油清除脐污垢,用75%酒精消毒皮肤。
* 患者准备:沐浴、洗手、修剪指(趾)甲,更换清洁衣、裤。

清洁皮肤

安置患者

整理用物、洗手

护理记录

· 备皮操作评分标准 ·

项 目		操作要求	评分等级及分值				得分	存在问题
			A	B	C	D		
操作前	目的	去除手术区的毛发和污垢,清洁皮肤,为手术时皮肤消毒做准备,预防手术后切口感染	5	4	3	2—0		
	评估要点	评估1:患者病情、目前诊断、意识状态、治疗情况、心理状况及合作程度	5	4	3	2—0		
		评估2:患者手术方式、备皮范围及局部皮肤情况	3	2	1	0		
	护士准备	规范洗手,戴好口罩	3	2	1	0		
	用物准备	备齐用物,放置合理	3	2	1	0		
		检查用物质量及有效期	5	4	3	2—0		
操作过程	身份核对、告知	患者身份核对:至少使用两种身份识别方法	5	4	3	2—0		
		患者告知:向患者和/或家属告知备皮目的及方法,以取得配合	3	2	1	0		
	安置体位	注意保护患者隐私(操作前使用床帘等遮蔽),保暖	3	2	1	0		
		取合适的体位	3	2	1	0		
	备皮	再次核对患者身份,确认手术方式,备皮范围。	3	2	1	0		
		暴露备皮部位:铺一次性治疗巾,确定皮肤准备范围	3	2	1	0		
		剃除毛发:戴手套,将滑石粉涂于局部,一手绷紧皮肤,一手持剃须刀,顺毛发方向分区剃净★	10	9—6	5	4—0		
		检查备皮情况:查看患者局部毛发是否剃净,皮肤有无破损	3	2	1	0		
	清洁皮肤	清洁局部皮肤:局部皮肤清洗至洁净	3	2	1	0		
		腹部手术者清洁脐部:用棉签蘸松节油清除脐污垢,用75%酒精消毒皮肤▲	8	7—5	4	3—0		
		患者准备:沐浴、洗手、修剪指(趾)甲,更换清洁衣、裤▲	8	7—5	4	3—0		
	安置患者	舒适体位、保暖	3	2	1	0		
操作后	质量评价	操作准确、熟练	5	4	3	2—0		
		注意事项提问,回答正确	5	4	3	2—0		

备注说明 "★"项为核心指标,"▲"项为重要指标,其余项均为普通指标。考核结果＝实际得分/应得总分×100%。

58 | 换药操作流程与评分标准

· 换药操作流程 ·

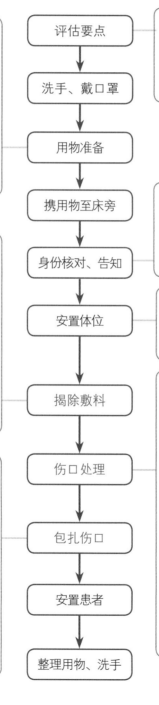

* 治疗盘内备用：无菌换药包、消毒棉球、镊子、止血钳、无菌剪刀或刀片、敷料、凡士林纱布、外用生理盐水。
* 治疗盘外备用：一次性治疗巾、快速手消毒液。治疗车下层备医用垃圾桶、生活垃圾桶。
* 检查用物质量及有效期。

评估要点 → 洗手、戴口罩 → 用物准备 → 携用物至床旁 → 身份核对、告知 → 安置体位 → 揭除敷料 → 伤口处理 → 包扎伤口 → 安置患者 → 整理用物、洗手

*评估1：患者病情、目前诊断、意识状态、治疗情况、心理状况及合作程度。
*评估2：患者伤口、敷料情况。

* 患者身份核对：至少使用两种身份识别方法。
* 患者告知：向患者和／或家属告知换药目的及方法，以取得配合。

*注意保护患者隐私（操作前使用床帘等遮蔽），保暖。
*取合适的体位。

暴露伤口部位 — 揭除敷料
* 暴露伤口部位：铺一次性治疗巾，检查伤口敷料。
* 揭除敷料：戴手套，由外向内用手揭除外层敷料，内层敷料用镊子揭除。
*将揭除下的敷料放入医用垃圾桶。
注意点 若内层敷料与创面粘连，使用外用生理盐水浸湿后轻柔揭除。

观察伤口 — 消毒伤口 — 冲洗伤口 — 留取标本（必要时）
*观察伤口：观察肉芽组织生长情况。若有坏死组织、痂皮应剪除。
*消毒伤口：清洁伤口用消毒棉球从伤口中心向周围消毒皮肤。感染伤口应从伤口外向中间消毒。

清洁创面包扎 — 污染／感染创面包扎
* 清洁创面包扎：消毒后，用无菌凡士林纱布覆盖，再用纱布或伤口敷料包扎固定。
* 污染／感染创面包扎：根据渗液量的大小，创面组织的情况，选择合适的内层敷料，外加多层纱布或吸收渗液的新型敷料包扎固定。

*冲洗伤口：若为开放性伤口首次需用3%过氧化氢溶液冲洗，再用外用生理盐水冲洗。
*留取标本：必要时送细菌培养，感染创面根据细菌培养药敏试验结果酌情使用抗生素。

· 换药操作评分标准 ·

项	目	操作要求	评分等级及分值				得分	存在问题
			A	B	C	D		
操作前	目的	为患者更换伤口敷料,保持伤口清洁,预防、控制伤口感染,促进伤口愈合	5	4	3	2—0		
	评估要点	评估1:患者病情、目前诊断、意识状态、治疗情况、心理状况及合作程度	5	4	3	2—0		
		评估2:患者伤口、敷料情况	3	2	1	0		
	护士准备	规范洗手,戴好口罩	3	2	1	0		
	用物准备	备齐用物,放置合理	3	2	1	0		
		检查用物质量及有效期	5	4	3	2—0		
操作过程	身份核对、告知	患者身份核对:至少使用两种身份识别方法	5	4	3	2—0		
		患者告知:向患者和/或家属告知换药目的及方法,以取得配合	3	2	1	0		
	安置体位	注意保护患者隐私(操作前使用床帘等遮蔽),保暖	3	2	1	0		
		取合适的体位	3	2	1	0		
	揭除敷料	暴露伤口部位:铺一次性治疗巾,检查伤口敷料	3	2	1	0		
		揭除敷料:戴手套,由外向内用手揭除外层敷料,内层敷料用镊子揭除▲	8	7—5	4	3—0		
		将揭除下的敷料放入医用垃圾桶	3	2	1	0		
		(注意点)若内层敷料与创面粘连,使用外用生理盐水浸湿后轻柔揭除	3	2	1	0		
	伤口处理	观察伤口:观察肉芽组织生长情况。若有坏死组织、痂皮应剪除	3	2	1	0		
		消毒伤口:清洁伤口用消毒棉球从伤口中心向周围消毒皮肤。感染伤口应从伤口外向中间消毒★	10	9—6	5	4—0		
		冲洗伤口:若为开放性伤口首次需用3%过氧化氢溶液冲洗,再用外用生理盐水冲洗▲	8	7—5	4	3—0		
		留取标本:必要时送细菌培养,感染创面根据细菌培养药敏试验结果酌情使用抗生素	3	2	1	0		
	包扎伤口	清洁创面包扎:消毒后,用无菌凡士林纱布覆盖,再用纱布或伤口敷料包扎固定▲	8	7—5	4	3—0		
		污染/感染创面包扎:根据渗液量的大小,创面组织的情况,选择合适的内层敷料,外加多层纱布或吸收渗液的新型敷料包扎固定▲	8	7—5	4	3—0		
	安置患者	舒适体位、保暖	3	2	1	0		
操作后	质量评价	操作准确、熟练	5	4	3	2—0		
		注意事项提问,回答正确	5	4	3	2—0		

备注说明 "★"项为核心指标,"▲"项为重要指标,其余项均为普通指标。考核结果=实际得分/应得总分×100%。

附录：护理管理类法律法规规章及参考文献

1. 临床护理实践指南（卫医政发〔2011〕55号）

2. 关于印发《专科护理领域护士培训大纲》的通知（卫办医发〔2007〕90号）

3. 常用临床护理技术服务规范（卫医政发〔2010〕9号）

4. 全国卫生系统护士岗位技能训练和竞赛活动护理技术项目考核要点（卫办医发〔2007〕96号）

5. 新入职护士培训大纲（试行）（国卫办医发〔2016〕2号）

6. 中华人民共和国卫生部.医务人员手卫生规范 WS/T313–2009[S].2009.

7. 李小寒，尚少梅.基础护理学[M].北京：人民卫生出版社，2017.

8. 蒋红，顾妙娟，赵琦.临床实用护理技术操作规范[M].上海：上海科学技术出版社，2019.

9. 冯志仙.护理技术操作程序与质量管理标准[M].杭州：浙江大学出版社，2013.

10. 张波，桂莉.急危重症护理学[M].北京：人民卫生出版社，2017.

11. 黄金，李乐之.常用临床护理技术操作并发症的预防及处理[M].北京：人民出版社，2013.

12. 褚万立，郝岱峰.美国国家压疮咨询委员会2016年压力性损伤的定义和分期解读[J].中华创伤与修复杂志，2018，13（1）：64—68.

13. 美国静脉输液护理学会.输液治疗实践标准[J].输液治疗护理杂志，2016，39（1S）.

14. 纪立农，郭晓蕙，黄金，等.中国糖尿病药物注射技术指南[J].中华糖尿病杂志，2017，9（2）：79—105.

15. 张俊娥.结肠造口护理与康复指南[M].北京：人民卫生出版社，2016.

16. 赵红梅，姚小燕，陈淑怡.早期鼻饲肠内营养在脑出血术后患者的应用效果观察[J].中国实用医药，2018，13（13）：162—163.

17. 周碧瑶，李萍，娄侠儒.QPS管理在ICU心电监护警报中的应用研究[J].中国医药科学，2018，8（13）：172—174.

18. 黄晓铃，吴华妹.留置胃管间断洗胃救治重度有机磷农药中毒的护理措施及效

果 [J]. 临床合理用药，2018，11（2B）：110—111.

19. 李楠，田蕊，董盈盈 .ICU 气管插管病人吸痰前行无菌生理盐水灌注对生命体征
    影响的系统评价 [J]. 护理研究，2018，32（9）：1402—1406.

20. 余赛红，王会容，赵雯文 .ICU 人工气道患者应用旋转吸痰管 360° 吸痰方法的
    效果 [J]. 实用中西医结合临床，2018，18（1）：154—155.

21. 黎海阳，周润心，黄珊 . 吞咽困难患者吸痰指征的确定与评价 [J]. 护理实践与研究，
    2018，15（7）：1—4.

22. 李秉玲 . 针对性预防护理对老年卧床鼻饲患者并发吸入性肺炎的预防效果 [J]. 临床
    合理用药，2018，11（4C）：153—155.

23. 赵春梅，杨雪华，张启玲，等 . 胃肠减压压力监测装置对轻型急性胰腺炎病人临床
    疗效的影响 [J]. 护理研究，2016，30（11）：4077—4080.

24. 韩爱玲 . 气囊硅胶导尿管留置导尿的护理干预措施尿道损伤率及患者满意度分
    析 [J]. 中国药物与临床，2018，18（3）：483—484.

25. 李彦慧 . 两种口腔冲洗液用于经口气管插管机械通气患者口腔护理的效果研究 [J]. 护
    士进修杂志，2017，32（5）：474—476.

图书在版编目（CIP）数据

护理技能操作流程与评分标准 / 徐琴鸿 , 刘丽萍主编 . — 宁波 : 宁波出版社，2019.5（2019.9 重印）
　ISBN 978-7-5526-3479-2

　Ⅰ . ①护… Ⅱ . ①徐… ②刘… Ⅲ . ①护理－技术操作规程
Ⅳ . ① R472-65

　中国版本图书馆 CIP 数据核字（2019）第 001311 号

护理技能操作流程与评分标准

徐琴鸿　刘丽萍　主编

责任编辑	周真渝　梁建建	
责任校对	汪　婷	
出版发行	宁波出版社	
地　　址	宁波市甬江大道 1 号宁波书城 8 号楼 6 楼	
邮　　编	315040	
发行电话	0574-87242865（省外）	
	0574-87279895（省内）	
	0574-87285190（网购）	
网　　址	http://www.nbcbs.com	
印　　刷	宁波白云印刷有限公司	
开　　本	787 毫米 ×1092 毫米　1/16	
印　　张	12.25	
字　　数	220 千	
版　　次	2019 年 5 月第 1 版	
印　　次	2019 年 9 月第 2 次印刷	
标准书号	ISBN 978-7-5526-3479-2	
定　　价	55.00 元	